Huberta Eder

DIALYSEGERECHTE ERNÄHRUNG

Grundlagen, Nährwerte und Rezepte

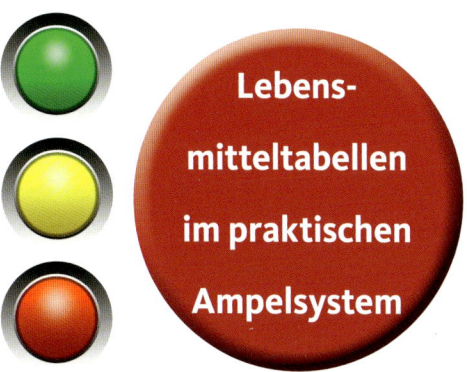

Lebensmitteltabellen im praktischen Ampelsystem

Bibliografische Information der Deutschen Bibliothek

Die Deutsche Bibliothek verzeichnet diese Publikation in der Deutschen Nationalbibliografie; detaillierte bibliografische Daten sind im Internet über <http://dnb.ddb.de> abrufbar.

ISBN 978-3-87409-644-7

Die Informationen in diesem Buch wurden mit größter Sorgfalt zusammengestellt. Dennoch können Fehler nicht gänzlich ausgeschlossen werden. Für fehlerhafte Angaben und deren Folgen wird daher weder eine juristische Verantwortung noch irgendeine Haftung übernommen. Die Übertragung in andere Sprachen oder Vervielfältigung, auch auszugsweise, ist nur mit ausdrücklicher Genehmigung gestattet.

Bei diesem Buch handelt es sich nicht nur um eine Weiterentwicklung der vorhergehenden Ausgaben der „Besseren Ernährung für Dialysepatienten – Punkt für Punkt leicht gemacht", sondern um ein von Grund auf textlich neu gestaltetes Werk.

Um dem Leser die vorliegende Lektüre zu erleichtern, wurde das in den oben erwähnten Ausgaben verwandte System der Tabellen- und Übersichtsgestaltung beibehalten.

Huberta Eder, Christian-Rinck-Straße 9, 35392 Gießen
Dr. med. Sebastian Zschätzsch, Praxis für Nieren- und Hochdruckerkrankungen, Johann-Sebastian-Bach-Straße 40, 35392 Gießen

Aquarelle: Elke von Boeselager, Berlin

Fotografie/Huberta Eder: der-stadtfotograf-giessen.de

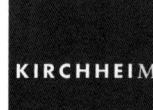

2. Auflage 2017
Alle Rechte vorbehalten
© Kirchheim Verlag + Co GmbH
Kaiserstraße 41, 55116 Mainz
www.kirchheim-shop.de

DANK

Mein besonders herzlicher Dank gilt Herrn Dr. med. S. Zschätzsch für seine spontane Zusage den wissenschaftlichen Beitrag zu übernehmen und für seine wertvolle ernährungsmedizinische Beratung.

Bei Elke von Boeselager bedanke ich mich erneut für die mit sehr viel Liebe zum Detail gemalten farbenfrohen Aquarelle.

Mein Dank geht auch an das Team des Kirchheim Verlags für die gute Betreuung während der Erstellung dieses Buches.

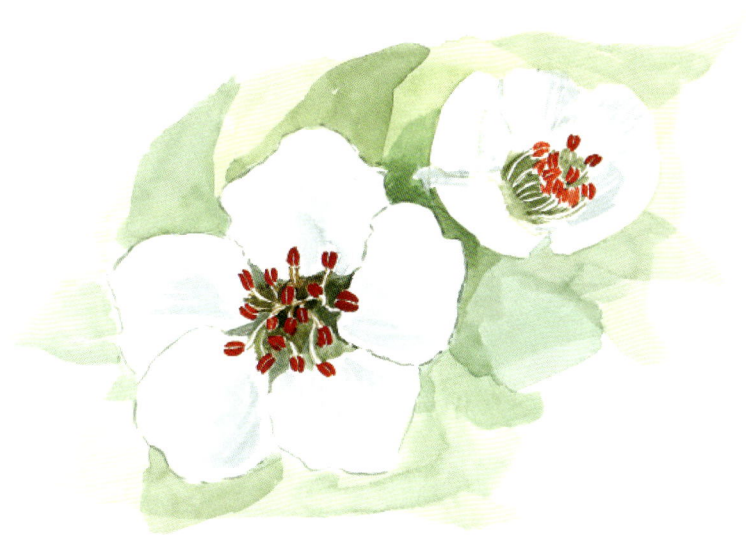

Inhaltsverzeichnis

09 Zu diesem Buch...

Dr. med. Sebastian Zschätzsch

10 Bau und Funktion der gesunden Niere

12 Ziele der Dialysebehandlung

13 Laborwerte, Vitalzeichen, Medikamente

20 Einführung in die Ernährung bei Nierenersatzverfahren

Huberta Eder

22 Energiebedarf, BMI, Mangelernährung, Übergewicht, körperliche Bewegung

24 Eiweiß

26 Phosphat

29 Bio-Lebensmittel

30 Kalzium

31 Kalium

35 Flüssigkeit

37 Kochsalz und Durstmeldesystem

41 Ernährung bei Bauchfelldialyse

44 Ernährung bei Diabetes mellitus

48 Diabetische Gastroparese

50 Zeitpunkt der Nahrungsaufnahme

51 Vegetarische Ernährung

53 Energie- und eiweißreiche diätetische Lebensmittel

54 Ernährung bei Zöliakie

57 Tageskostplan (Beispiel)

59 Der Speisezettel

62 Essen im Dialysezentrum

66 Frühstücken wie ein Kaiser

69 Hinweise zu den Tabellen und Punkten

70 Hinweise zu den Rezepten

73 Lebensmitteltabellen
- 74 Fleisch, Fleischwaren
- 80 Wurst
- 86 Fisch, Fischzubereitungen, Meeresfrüchte
- 92 Eier, Eierspeisen
- 98 Käse, Käsezubereitungen, Tofu
- 104 Brot, Kuchen, Stärkebeilagen, Nährmittel
- 110 Gemüse, Salate, Hülsenfrüchte, Sprossen
- 116 Kartoffeln, Kartoffelgerichte
- 122 Obst, Schalenfrüchte
- 130 Süße Brotaufstriche, Süßwaren
- 136 Milch, Milchprodukte, Milch-Ersatz
- 142 Koch- und Streichfett, Sahne, Mayonnaise
- 148 Getränke, heiß und kalt
- 154 Kräuter, Gewürze, Essig, Soßen, Pilze
- 160 Backtriebmittel, selbst gemachtes Backpulver

166–167 Verzeichnis der Rezepte

168 Literatur und Adressen

169 Schlussgedanken

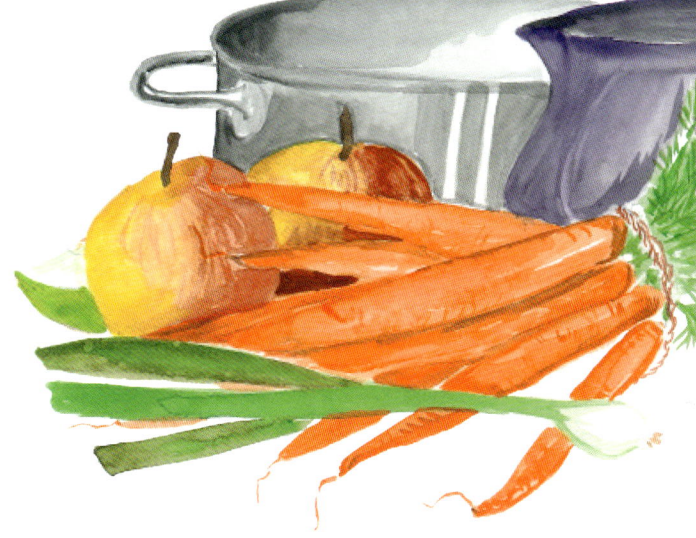

Für Harald

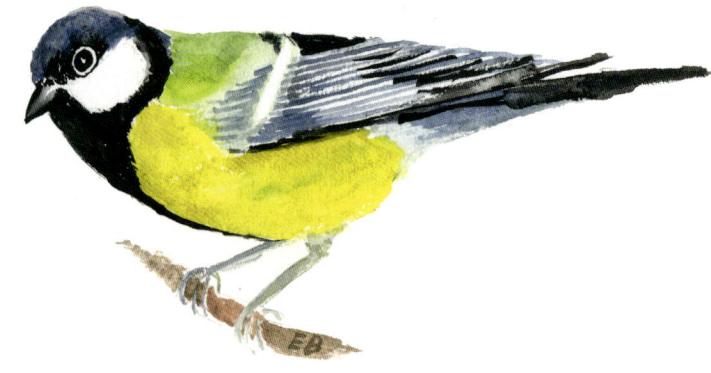

*Man kann den Himmel berechnen
und die Erde ausmessen,
aber das Herz eines Menschen
kann man nicht bestimmen.*
					Chinesisch

Zu diesem Buch...

Liebe Leserinnen und Leser!

Dieses Buch ist für Nierenkranke und deren Angehörige geschrieben. Die Funktionsstörungen im Körper, verursacht durch eine Nierenerkrankung, sind vielfältig und individuell sehr unterschiedlich ausgeprägt. Das Verstehen der eigenen Erkrankung wird durch die Kenntnisse einer normalen Nierenfunktion und die Kenntnisse der verschiedenen Schädigungsmechanismen sehr erleichtert.

Der Inhalt dieses Buches erläutert Ihnen vorab die Funktionen der gesunden Niere. Darüber hinaus erhalten Sie Informationen über Fehlleistungen der chronisch kranken Niere und ihrer medizinischen Behandlung.

Mit Hilfe einer dialysegerechten Ernährung können einige Folgen verschiedener Fehlleistungen korrigiert werden.

Wichtige Ziele:

Vermeiden einer Mangelernährung, unterstützt durch eine ausreichende Energie- und Eiweißzufuhr. Vermeiden eines erhöhten Phosphat- und Kaliumspiegels.

Vermeiden einer Überwässerung mit Verringerung des Durstgefühls, unterstützt durch eine reduzierte Flüssigkeits- und Kochsalzzufuhr.

Mit einem diätetisch fundierten Wissen lässt sich die tägliche Ernährung abwechslungsreich gestalten. Lieblingsgerichte und familiäre Essgewohnheiten können in den Speiseplan einbezogen werden.

In 15 Tabellen wird der Kalium- und Phosphatgehalt nach Punkten bewertet und im Ampelsystem dargestellt. Dabei sind häufig verzehrte Lebensmittel in Portionsgrößen erfasst. Es wird ersichtlich, welche Lebensmittel als besonders empfehlenswert gelten.

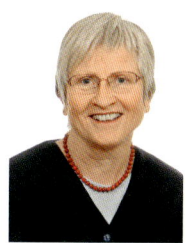

Die Rezepte richten sich nach den allgemein empfohlenen Ernährungsprinzipien. Die Gerichte sind schmackhaft und leicht zuzubereiten. Der Energie- und Nährstoffgehalt ist pro Portion angegeben.

Ergänzend erhalten Sie wertvolle Tipps, wie Sie Gerichte sinnvoll kombinieren oder küchentechnisch verändern können. Diese Möglichkeiten erweiterten die Lebensmittelauswahl erheblich.

Außerdem bekommen Sie Hilfen für Ihren Alltag, z. B. die Planung eines abwechslungsreichen Frühstücks bzw. Tagesessens mit ausgewogener Nährstoffzufuhr.

Auch auf Essen während der Dialyse-Behandlung wird eingegangen.

Die Ernährung bei Bauchfelldialyse wird gesondert besprochen, da sie nicht in allen Punkten mit der Ernährung bei Hämodialyse übereinstimmt.

Machen Sie sich dieses Buch zu Ihrem freundschaftlichen Begleiter. Denn ein guter Ernährungszustand verbessert das körperliche Wohlbefinden und fördert Lebensfreude.

Herzlichst,
Ihre Huberta Eder

Bau und Funktion der gesunden Niere

Dr. med. Sebastian Zschätzsch

Jede Niere – normalerweise hat jeder Mensch zwei Nieren - besitzt etwa eine Millionen Filtereinheiten. Diese „Wunderknäule" sind winzig kleine Arbeitsplätze, die vielfältige Filterleistungen erbringen. Die Niere steuert den Wasserhaushalt, den Blutdruck und reguliert den Säure-Basen-Haushalt. Außerdem werden die Elektrolyte, z. B. Natrium, Kalium und Kalzium im Gleichgewicht gehalten. Sie bildet das Hormon Erythropoetin, welches der Reifung von roten Blutkörperchen dient und ist mitverantwortlich für die stabile Funktion des Knochenstoffwechsels.

> **Die Niere ist ein wahres Kraftwerk im Körper!**
>
> **Pro Tag werden ca. 1.800 Liter Blut gereinigt.**

Ausscheidung harnpflichtiger Substanzen

Ein Großteil der Stoffwechselendprodukte wird über die Nieren ausgeschieden. Bei einem Anstieg dieser Stoffe (Niereninsuffizienz) kommt es zwangsläufig zu einer Vergiftung des Organismus (Urämie).
Harnstoff stammt aus dem Eiweißstoffwechsel des Körpers und der Nahrung.
Harnsäure entsteht im Zellkernstoffwechsel und wird aus den mit der Nahrung zugeführten Purinen in der Leber gebildet.
Kreatinin ist das Stoffwechselendprodukt aus dem körpereigenen Muskelstoffwechsel.

Bilanzierung von Wasser, Natrium (Bestandteil von Kochsalz), Kalium und Phosphat und die Regulation des Säure-Basen-Haushaltes

Regelung des Wasserhaushaltes

Die Nieren reinigen täglich 24 Stunden das Blut. Über die kleinen Filtereinheiten werden dabei etwa 1,5 l Harn gebildet und dann über die Blase ausgeschieden.
Natrium ist für den Wasserhaushalt wichtig. Natrium bindet Wasser und ist damit auch direkt an der Blutdruckregulation beteiligt. Ein Zuviel wird über die gesunde Niere (und Haut) ausgeschieden.

> **Die Harnmenge ist direkt von der Trinkmenge abhängig.**

Kalium

Kalium ist für viele Stoffwechselfunktionen unentbehrlich und sogar lebenswichtig. Kalium wird, je nach Aufnahme mit der Nahrung, von intrazellulär nach extrazellulär verschoben. Zuviel Kalium wird vorwiegend über die Nieren und nur ein geringer Anteil über den Stuhl und Schweiß ausgeschieden.

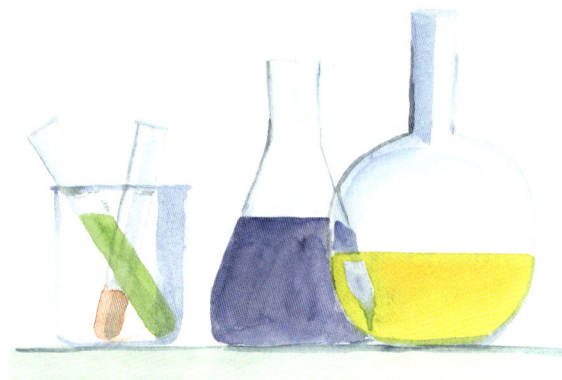

Nachlassen der Nierenfunktion

Das Nachlassen der Nierenfunktion im Rahmen einer chronischen Nierenerkrankung wird als chronische Niereninsuffizienz bezeichnet. Die Einteilung erfolgt nach dem Schweregrad in die Stadien I bis V. Spätestens im Stadium III gehört die medizinische Betreuung in die Hand eines Nephrologen. Die Ernährung wird stets auf die jeweiligen Bedürfnisse der Nierenfunktion abgestimmt.

Regulation des Kalzium-Phosphat-Haushaltes

In der gesunden Niere wird das Hormon Vitamin-D gebildet. Im Darm steuert es z. B. die Aufnahme von Kalzium und Phosphat aus der Nahrung ins Blut. Das Hormon der Nebenschilddrüse (Parathormon) ist ebenfalls an diesem Regelkreis beteiligt.

Bei Störungen des Kalzium-Phosphat-Haushaltes reichern sich Kalzium und Phosphat unliebsam im Körper an, z. B. in den Weichteilen und in den Blutgefäßen. Langfristig kann es zu schmerzhaften Schädigungen der Knochen und der Blutgefäße (Verkalkungen) kommen.

Hormone sorgen für besseres Wohlbefinden

Das Hormon Erythropoetin (EPO) ist der maßgebliche Stimulator der Blutbildung, d. h. zur Reifung roter Blutkörperchen. Die roten Blutkörperchen (Erythrozyten) versorgen den Körper u. a. mit Sauerstoff. Hiervon hängt direkt die Leistungsfähigkeit ab. Weiterhin wird in den Nieren das Hormon Renin gebildet. Es dient der Blutdruckregulation.

Hilfe zur geeigneten Ernährung bekommen Sie in dem Buch „Am besten frisch gekocht!"

Im Endstadium der chronischen Nierenerkrankung (Stadium V) wird ein Nierenersatzverfahren bzw. eine Nierentransplantation notwendig, um einer Vergiftung und Überwässerung des Körpers vorzubeugen. Zusätzlich ist eine medikamentöse Therapie notwendig.

Ziele der Dialysebehandlung

Infolge einer chronischen Nierenerkrankung können die Nieren nicht mehr alle notwendigen Aufgaben und Stoffwechselfunktionen erfüllen.

Hat die Nierenfunktionsstörung ihr Endstadium erreicht, werden die fehlenden Leistungen – heute auf einem sehr hohen technischen Niveau – mit Hilfe eines Dialysegerätes oder des eigenen Bauchfells erbracht.

Die gesamte Behandlung richtet sich individuell nach den jeweiligen Befunden und Laborwerten.

Begleiterkrankungen, z. B. ein Diabetes mellitus oder ein Bluthochdruck, müssen sorgfältig mit eingestellt werden.

Ein erfolgreiches Quartett

Ein möglichst optimales Behandlungsergebnis lässt sich erreichen durch

- eine ausreichende Dialysedauer (je länger, je effektiver),
- die regelmäßige Einnahme aller verordneten Medikamente,
- eine optimale Ernährung,
- ausreichend körperliche Bewegung bzw. Sport, bevorzugt in einer Herz- oder Nieren-Sportgruppe.

Alle vier Maßnahmen werden durch ein besseres Wohlbefinden und einer guten Lebensqualität bestätigt. Außerdem wird die Lebensdauer positiv beeinflusst bzw. die Wartezeit auf ein Spenderorgan sinnvoll überbrückt.

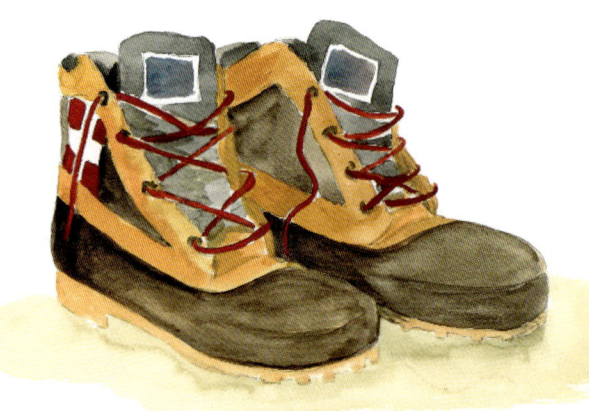

Laborwerte, Vitalzeichen, Medikamente

Die Nierenersatztherapie greift entscheidend in zahlreiche Stoffwechselfunktionen des Organismus ein. Eine erfolgreiche Behandlung erfordert eine auf den einzelnen Patienten abgestimmte Einstellung. Dafür sind verschiedene Kontrollmaßnahmen erforderlich:

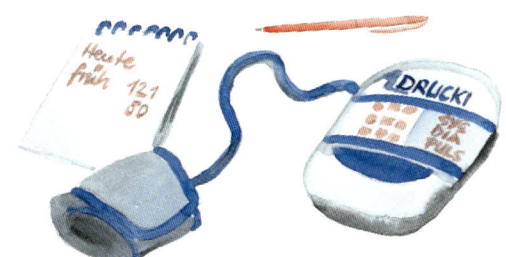

- Körpergewicht
- Flüssigkeit
- Restharn
- Wassereinlagerungen
- Blutdruckverhalten
- Natrium (Kochsalz)
- Kalium
- Phosphat
- Kalzium
- Übersäuerung des Blutes (Metabolische Azidose)
- Diabetische Stoffwechsellage
- Wasserlösliche Vitamine

Medikamente werden vom Arzt verordnet!
Sie sind notwendig, um evtl. eine noch verbleibende Nierenfunktion zu unterstützen bzw. Stoffwechselfehlleistungen zu korrigieren.
Sie müssen sorgfältig ausgewählt werden, damit es im Körper nicht zu Überdosierungen und bisweilen zu dramatischen Nebenwirkungen kommt.

ZIELWERTE

Kalium:	3,5–5,0 mmol/l	max. 5,5 mmol/l	nach der Dialyse < 4,0–4,5 mmol/l)
Phosphat:	0,8–1,5 mmol/l	max. 1,8 mmol/l	
Kalzium:	2,2–2,4 mmol/l		
Natrium:	135–142 mmol/l		
Harnstoffreduktion:	> 60 %	Dieser Wert beschreibt die Dialyseeffektivität	

Zusätzlich bei diabetischer Stoffwechsellage
- Blutzuckereinstellung nach den Vorgaben des Diabetologen, unabhängig von der Dialyse
- HbA_{1c}: unter 7,0 %
- Der Blutdruck ist individuell vom Arzt einzustellen, im Mittel 130/80 mmHg

Cholesterin und Triglyzeride

Zielwerte
Sie richten sich nach dem jeweiligen Risikoprofil.
Allgemein gültig:
Gesamtcholesterin: < 200 mg/dl
LDL-Cholesterin: < 160 mg/dl
HDL-Cholesterin: > 40 mg/dl
Triglyzeride: < 150 mg/dl

Bestehen weitere Risikofaktoren, liegen die Zielwerte niedriger und müssen mit dem Arzt zusammen festgelegt werden.

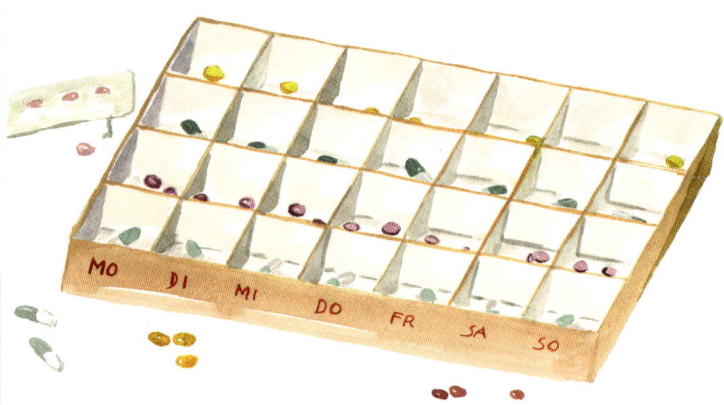

Was ist mit dem Rauchen?
Rauchen ist ein erheblicher Risikofaktor, insbesondere für Herz- und Gefäßerkrankungen (Herzinfarkt und Schlaganfall).
Da bei Dialysepatienten häufig weitere Risikofaktoren hinzukommen, ist das Rauchen von besonderer Bedeutung.

Hören Sie mit dem Rauchen auf!

Behandlung eines erhöhten Blutzuckerspiegels
- Medikamentöse Einstellung (Tabletten/ Insulin)
- Ernährung, Kontrolle des Körpergewichtes (Abnehmen?)
- Bewegung und Sport
- Schulung und Selbstkontrolle
- Gute Dialyse

Zielwerte
- **Normnahe Blutzuckereinstellung:**
  $HbA_{1c} < 7{,}0\ \%$
- **Nüchtern-Blutzucker:**
  80–110 mg/dl (4,4–6,1 mmol/l)
- **Nach dem Essen:**
  < 140 mg/dl (7,8 mmol/l)

Blutzuckersenkende Medikamente
Der Blutzucker sollte sorgfältig eingestellt werden. Dazu stehen Tabletten und/oder Insulin zur Verfügung. Nicht alle blutzuckersenkenden Medikamente können bei einer eingeschränkten Nierenfunktion zur Anwendung kommen. Die Gefahren einer Unterzuckerung dürfen nicht unterschätzt werden. Oftmals kann eine Einstellung auf Insulin die bessere Therapie sein.

Alle Maßnahmen werden durch eine ausreichende körperliche Bewegung und Sport unterstützt.

Da die Nieren am Abbau von Insulin beteiligt sind, kann es zu einem veränderten, z. T. verminderten, Insulinbedarf kommen.

Beachten Sie: Ein erhöhter Blutzucker verstärkt das Durstgefühl.

Kalzium-Phosphat-Haushalt
Schon frühzeitig, also bereits vor Beginn einer Nierenersatztherapie, sollte der Kalzium-Phosphat-Haushalt besonders beachtet werden, um den Nebenwirkungen von Kalzium-Phosphat-Ablagerungen in Blutgefäßen und unter der Haut vorzubeugen. Hierfür ist eine gute Einstellung von Phosphat, Kalzium, Parathormon und D-Hormon wichtig. Entscheidend kann dadurch der Knochen geschützt werden.

Nebenwirkungen einer zu hohen Phosphataufnahme
Bei einem ständig erhöhten Phosphatspiegel im Blut wird Kalzium ungewollt aus den Knochen mobilisiert und führt zu ernsthaften Schädigungen.

Es kommt
- zu Ablagerungen von Kalziumphosphat unter der Haut mit der Folge eines unangenehmen Juckreizes;
- zu Verkalkungen wichtiger Blutgefäße, z. B. des Herzens, und im gesamten Herz-Kreislauf-System (Arteriosklerose, Mediasklerose);
- langfristig zur schmerzhaften Entkalkung der Knochen mit der Gefahr von spontanen Knochenbrüchen (renale Osteopathie).

Während einer Dialysezeit von vier Stunden an der künstlichen Niere werden etwa 400–500 mg Phosphat herausgefiltert. Vorteilhaft ist eine häufigere und längere Dialysedauer, so wird mehr Phosphat entfernt.

Die Bauchfelldialyse bietet hier Vorteile: entfernt werden etwa 800 mg Phosphat/Tag.

Zielwerte für Phosphat
- Der Phosphatspiegel wird regelmäßig im Labor bestimmt.
- Erwünscht ist ein Phosphatspiegel unter 1,5 mmol/l (max. 1,8 mmol/l).

Phosphatbinder

Die Einnahme von Phosphatbindern wird bei erhöhtem Phosphatspiegel im Blut verordnet. Diese Medikamente werden vor oder zu den Mahlzeiten eingenommen. Sie binden im Darm überschüssiges Phosphat aus der Nahrung, welches dann über den Stuhl ausgeschieden wird.

- Calciumcarbonat
- Calciumazetat
- Sevelamercarbonat
- Sevelamer
- Lanthancarbonat
- Aluminiumhaltige Phosphatbinder
- Eisenhaltige Phosphatbinder

Grundsätzlich gilt für die Phosphatbinder
- Keine Mahlzeit ohne Phosphatbinder!
- Auch zu den Mahlzeiten während einer Dialysebehandlung werden Phosphatbinder in der vorgegebenen Dosis eingenommen.

Es gibt verschiedene Arten Phosphatbinder. Ihr Nephrologe wird individuell die am besten geeigneten Phosphatbinder auswählen. Hierbei müssen die Wirksamkeit, Verträglichkeit und Risiken beachtet werden:

- Phosphatbinder müssen, entsprechend ihrer Wirksamkeit, auf den Phosphatgehalt der Nahrung abgestimmt werden. Jeder sollte seine Ernährungsweise unter die Lupe nehmen und dementsprechend regelmäßig die verschriebenen Phosphatbinder einnehmen.
- Mit Hilfe der Lebensmitteltabellen können Sie den Phosphatgehalt in Ihrer Nahrung ermitteln. Machen Sie Ihre eigenen Erfahrungen. Regelmäßige Laboruntersuchungen geben Auskunft über die Höhe und den Verlauf des Phosphatspiegels.
- Die Einnahme entfällt bei einer reinen Obstmahlzeit.

Werden verschiedene Phosphatbinder miteinander kombiniert, kann dadurch die Wirksamkeit erhöht und Nebenwirkungen können vermieden werden. Über die richtige Einnahme informiert Sie ihr Dialyse-Team.

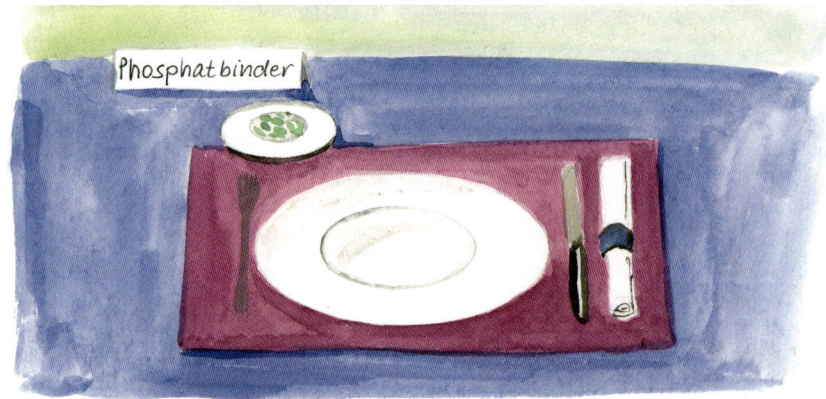

Einnahmefehler und Tipps

Gerne wird die Einnahme auch mal vergessen. Dies verstärkt die Problematik eines zu hohen Phosphatspiegels. Für unterwegs haben Sie immer Ihre Phosphatbinder dabei!

Die Größe und Anzahl der Tabletten wird manchmal als Belastung empfunden. Es kann Abhilfe geschaffen werden durch Umstellung, z. B. auf Pulver. Es besteht teilweise die Möglichkeit, Phosphatbinder mit einer speziellen Mühle zu Pulver zu mahlen.

Machen Sie mit!

Schätzen Sie den Phosphatgehalt Ihrer Nahrung ab und bringen Sie die Einnahme (Anzahl) der Phosphatbinder mit Ihrer Ernährung in Einklang. Effektiv ist der Verzicht auf sehr phosphathaltige Nahrungsmittel. Der Erfolg lohnt sich und lässt sich auch zeitnah an verbesserten Blutwerten erkennen.

Insbesondere für die Vorbereitung auf eine Nierentransplantation ist hier ein hohes Maß an Eigenverantwortung im Umgang mit Ernährung und Medikamenteneinnahme gefragt.

Kalium

Symptome erhöhter Kaliumwerte (Hyperkaliämie)

Ein erhöhtes Kalium macht sich u. a. durch eine gelähmte Muskulatur bemerkbar und betrifft z. B. Sprache, Beine und Arme. Bei einem weiteren Kaliumanstieg kann es zu lebensbedrohlichen Herz-Rhythmus-Störungen kommen. Es besteht die Gefahr eines plötzlichen Herztodes.

Ursachen für einen zu hohen Kaliumspiegel

Bei nachlassender Harnproduktion wird in der Regel weniger Kalium über den Urin ausgeschieden. Der Kaliumspiegel im Blut steigt an.

Der Kaliumspiegel ist daher abhängig von der Zufuhr (Ernährung), aber auch von Stoffwechseleinstellungen und der Dialysequalität:

- Kaliumaufnahme über Essen und Trinken
- Nachlassende Harnproduktion im Verlauf der Zeit nach Beginn der Dialysebehandlung
- Ineffektive Dialyse, Shuntfehlfunktion
- Kleine Körperstatur (Verteilungsvolumen)

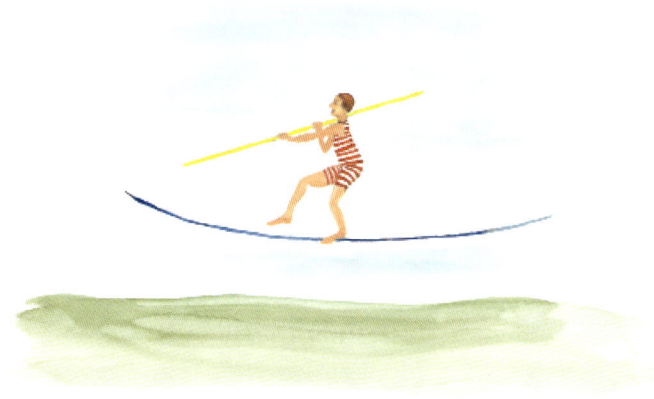

- Übersäuerung des Blutes (pH-Wert)
- Blutzuckerfehleinstellung bei Diabetikern
- Funktion des Magen-Darm-Traktes

Behandlung eines zu hohen Kaliumspiegels

Dialyse

Während der Dialysebehandlung wird überschüssiges Kalium wieder aus dem Körper entfernt. Der weitaus größte Teil des Kaliums befindet sich aber in den einzelnen Körperzellen (Gewebe) und steht mit der Blutbahn in einem Gleichgewicht. Daher benötigt eine Hämodialyse eine gewisse Behandlungszeit, um das Kalium aus dem Gewebe über die Blutbahn und das Dialysat zu entfernen. Die Bauchfelldialyse bietet hier Vorteile.

Medikamente

Kaliumbinder
Wenn der Kaliumspiegel, trotz kaliumarmer Ernährung, noch immer zu hoch ist, werden Kaliumbinder verordnet. Sie binden überschüssiges Kalium im Darm, welches dann mit dem Stuhl ausgeschieden wird. Diese zusätzliche Therapiemöglichkeit ist besonders für das lange dialysefreie Wochenende interessant.

Die Kaliumbinder haben allerdings den Nachteil, dass Verstopfungen auftreten können. Außerdem werden der Geschmack und die Konsistenz sehr unterschiedlich bewertet.

Ein umsichtiger und erfahrener Dialysepatient benötigt in der Regel keine zusätzlichen Kaliumbinder.

Große Personen und Patienten mit noch vorhandener Restausscheidung haben eher eine größere Kaliumtoleranz.

Übersäuerung des Blutes (Metabolische Azidose)

Regulation des pH-Wertes im Blut
Die Regulation des pH-Wertes im Blut ist Aufgabe der Nieren und der Lunge. Bei nachlassender Nierenfunktion treten früher oder später auch Störungen im sogenannten Säure-Basen-Haushalt auf. Dies bedeutet eine zunehmende Übersäuerung des Blutes und damit des gesamten Organismus. Erschwerend kommt hinzu, dass bei einer zunehmenden Übersäuerung auch der Kaliumspiegel in der Blutbahn ansteigt.

Diese insgesamt sehr komplexe Stoffwechselstörung kann nur über eine adäquate Nierenersatztherapie behandelt werden. Zusätzliche Hilfe bieten eine richtige Ernährung und Medikamente (Bicarbonat).

Der Wasserhaushalt
Wenn die Niere keinen oder nur noch sehr wenig Harn bildet, verbleibt die als Nahrung und Trinkmenge aufgenommene Flüssigkeit im Körper. Es kommt zu Wassereinlagerungen (Ödeme). Sie machen sich hauptsächlich an den Beinen, im Gesicht und in der Lunge bemerkbar. Gleichzeitig steigt der Blutdruck an und stellt unbehandelt ein Gesundheitsrisiko für Herz und Kreislauf dar.

Kontrollieren Sie täglich Ihr Körpergewicht
- Wiegen Sie sich regelmäßig morgens nach dem Aufstehen.
- Notieren Sie Ihr Gewicht.
- Sprechen Sie bei Veränderungen mit Ihrem Arzt.

Medikamente bei Bluthochdruck (Hypertonie)
Es gibt eine Vielzahl von Blutdrucksenkern mit sehr unterschiedlichen Wirkprinzipien und Verträglichkeiten. Nicht immer gelingt eine gute Blutdruckeinstellung auf Anhieb. Die zu Hause gemessenen Blut-

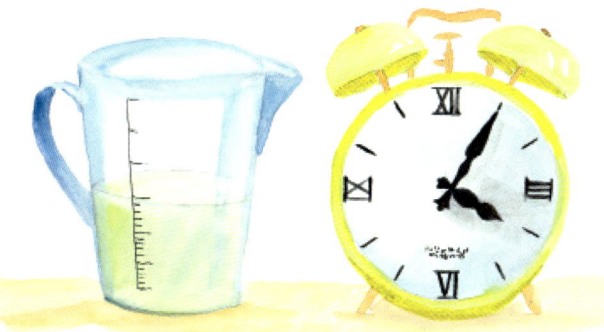

Wasserlösliche Vitamine

Ursachen für einen Verlust wasserlöslicher Vitamine können einerseits das Dialyseverfahren selbst und andererseits die notwendigen küchentechnischen Maßnahmen, die den Kaliumgehalt in der Kost verringern, sein.

Ein Mangel an wasserlöslichen Vitaminen tritt aber normalerweise nur bei sehr einseitiger Ernährung oder in Verbindung mit anderen Erkrankungen auf.

Ein Mangel an wasserlöslichen Vitaminen kann dann medikamentös behandelt werden.

druckwerte bilden eine wichtige Grundlage für die Therapieeinstellung. Die Wahl des Medikamentes und die Dosierung werden regelmäßig mit dem behandelnden Arzt besprochen.

Diuretika (Wassertabletten) sind bei noch vorhandener Restausscheidung ein wesentlicher Bestandteil auch der Blutdrucktherapie.

Harnsäuresenker

Die Nieren scheiden bei nachlassender Nierenfunktion weniger Harnsäure aus. Diese erhöhte Harnsäure kann einen Gichtanfall auslösen. Auch unabhängig von der Nierenfunktion – in der Regel ernährungsbedingt – gibt es erhöhte Harnsäurewerte und in der Folge die Gicht. Die Korrektur der Harnsäure ist einerseits wichtig, um der Gicht vorzubeugen, andererseits aber auch, um die eigenen Nieren vor einer Schädigung durch die Harnsäure zu schützen.

Neben einer Ernährungsumstellung bilden harnsäuresenkende Medikamente die Therapiegrundlage.

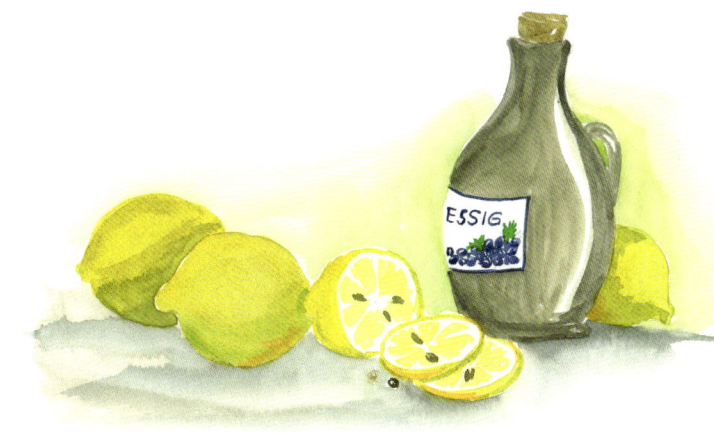

Einführung in die Ernährung bei Nierenersatzverfahren

Huberta Eder

Ein Nierenersatzverfahren allein ersetzt nur bedingt die fehlende Nierenfunktion. Das Blut wird von Stoffwechselendprodukten (z. B. Harnstoff, Kreatinin, Salze) gereinigt und überschüssige Flüssigkeit entzogen.

Hämodialyse
Die Blutreinigung erfolgt über eine Dialysemaschine. Diese Behandlung wird in der Regel dreimal pro Woche für vier bis fünf Stunden durchgeführt.

Bauchfelldialyse
Das Blut wird über das Bauchfell ganztägig (Beutelwechsel in der Regel viermal pro Tag) oder über Nacht (mit Hilfe eines Cyclers) gereinigt.

> Grundsätzlich ist ein ausreichender Ernährungszustand eine wichtige Voraussetzung.

> Die Behandlungsverfahren der Nierenersatztherapie haben aber auch ihre Grenzen. Dies gilt sowohl für die Hämodialyse wie auch für die Bauchfelldialyse. Der Lebensweise und insbesondere der Ernährung kommen eine außerordentliche Bedeutung zu.
>
> Der Erfolg einer richtigen Ernährungsweise wird u. a. an Laborwerten abgelesen.

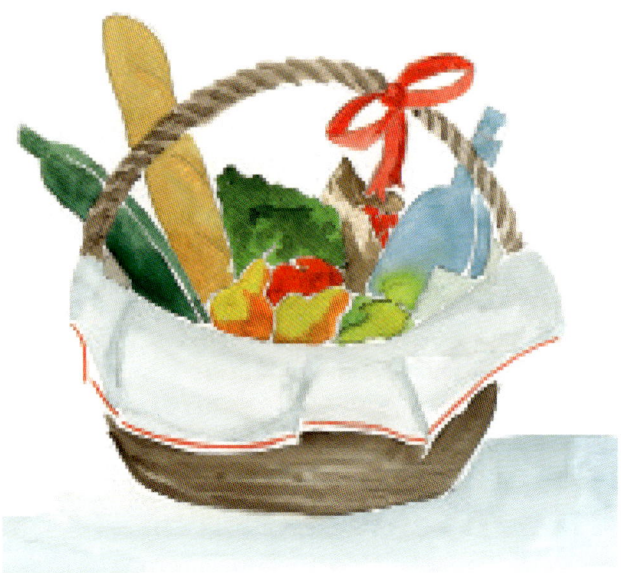

ÜBERSICHT ÜBER DIE WESENTLICHEN ERNÄHRUNGSPRINZIPIEN BEI BEIDEN NIERENERSATZVERFAHREN

Was?	Wie und warum?	Bei Hämodialyse	Bei Bauchfelldialyse
Energie	Angepasst bzw. leicht erhöhter Bedarf, weil der Stoffwechsel erschwert abläuft	30–35 kcal/kg Sollgewicht (Trockengewicht)/Tag	Durchschnittlich 1.700 kcal/Tag Etwa 400–500 kcal/Tag weniger als normal oder 25–27 kcal/kg Sollgewicht Zuckerreduzierte Kost
Eiweiß	Erhöhter Bedarf Eiweißverlust über das Dialysat	Ca. 1,2 g Eiweiß/kg Sollgewicht/Tag	Ca. 1,5 g Eiweiß/kg Sollgewicht/Tag
Phosphat	Eingeschränkt Phosphatüberlastung vermeiden Laborwerte beachten	1.000 bis max. 1.200 mg Phosphor/Tag	Max. 1.400 mg Phosphor/Tag (liberaler, da permanentes Dialyseverfahren)
Kalium	Laborwerte beachten Individuell angepasst Mögliche Kaliumüberlastung vermeiden	Bei noch normalem Kaliumspiegel keine Einschränkung Bei erhöhtem Kaliumspiegel in der Regel 1.800–2.000 mg Kalium/Tag	Da permanentes Dialyseverfahren, kann erhöhte Zufuhr notwendig sein Bei Bedarf medikamentöse Substitution
Trinkmenge	Angepasst Eine Überwässerung vermeiden Restausscheidung beachten	Bei fehlender Restausscheidung 0,5–0,8 l/Tag Bei noch vorhandenem Restharn individuell abgestimmte Flüssigkeitszufuhr	Bilanziert, etwa 1,5 l/Tag Mit Restharn abstimmen
Kochsalz	Eingeschränkt Durstgefühl vermindern Blutdruckanstieg vorbeugen	6 g Kochsalz/Tag	6 g Kochsalz/Tag

Der Eiweißbedarf bei den einzelnen Therapieverfahren ist unterschiedlich hoch. Die Phosphataufnahme sollte möglichst gering sein. Bei Bauchfelldialyse besteht eine etwas höhere Toleranz.

Bei beiden Verfahren muss die Kalium- und Flüssigkeitszufuhr an die individuelle Situation angepasst werden.

Die Kochsalzzufuhr ist bei beiden Ernährungsformen gleichermaßen reduziert.

Energiebedarf, BMI, Mangelernährung, Übergewicht, körperliche Bewegung

Aufgrund der veränderten Stoffwechselsituation (z. B. Übersäuerung des Blutes, auch als Metabolische Azidose bezeichnet) wird etwa 10 % mehr Energie als normal benötigt. Diese Menge entspricht einer Zwischenmahlzeit (entsprechend 150–220 kcal).
Ein medizinisch sorgfältig eingestellter Stoffwechsel führt zu einem besseren Ernährungszustand.

Täglicher Energiebedarf
Der Energiebedarf wird vom Sollgewicht ausgehend berechnet. Unter dem Sollgewicht oder Trockengewicht versteht man das Gewicht nach einer guten Dialyse, d. h. ohne verbleibende Wassereinlagerungen. Es wird mit dem Arzt zusammen festgelegt.

Bei leichter körperlicher Tätigkeit gelten allgemeine Richtwerte:
- unter 60 Jahre entsprechend 35 kcal/kg Sollgewicht
- über 60 Jahre entsprechend 30 kcal/kg Sollgewicht
- Bei vermehrter körperlicher Tätigkeit ist eine höhere Energiezufuhr notwendig.

BMI – Body Mass Index
Für Dialysepatienten gilt ein Bereich von 25 bis 29 (kg Körpergewicht/m^2 Körperoberfläche). Bei diesem BMI liegt die Lebenserwartung am höchsten.
Beispiel: 73 kg Sollgewicht, 1,65 m Körpergröße
Rechenweg: 73 : 1,65 : 1,65, entspricht einem BMI von 26,8

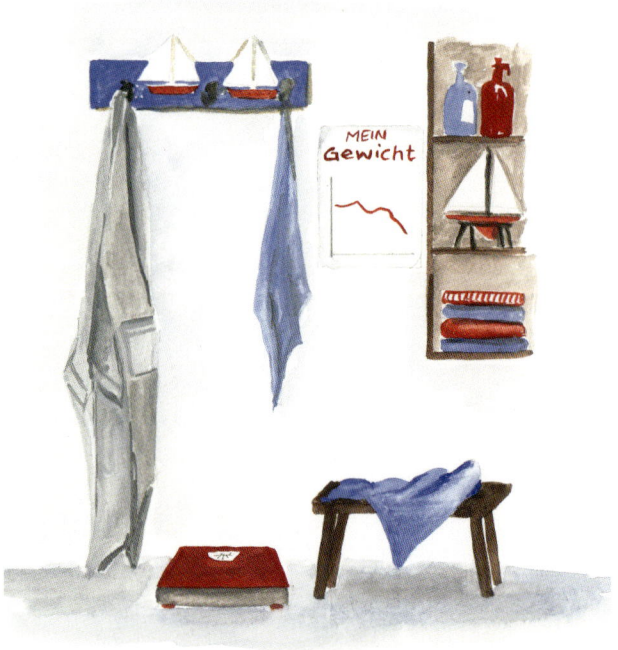

Mangelernährung vermeiden

Eine unzureichende Energieaufnahme führt u. a. zu einem bedrohlichen Kräfteverfall und zu einer vermehrten Infektanfälligkeit. In der Folge wird fälschlich körpereigenes Eiweiß zu Energiezwecken verbrannt.

Eine Mangelernährung geht in der Regel mit einem Gewichtsverlust einher. Sprechen Sie mit Ihrem Arzt darüber.
Unterschiedliche Gründe:
- Die Lebensmittelauswahl ist nicht richtig getroffen, z. B. zu geringe Eiweiß- bzw. Energiezufuhr (in Form von Fett und Kohlenhydraten).
- Das Essen ist einseitig zusammengestellt. Es ist zu fettreich und sättigt daher zu lange. Hierbei ist es ratsam, die Fettzufuhr zu reduzieren, über die Mahlzeiten zu verteilen und den Kohlenhydratgehalt anzuheben.
- Mangelnder Appetit und ein gebremstes Hungergefühl wird u. a. gefördert durch Wasseransammlungen im Körper, bei depressiven Stimmungslagen, verschiedenen Begleiterkrankungen.

Gewünschte Gewichtszunahme

Berücksichtigen Sie persönliche Wünsche und bringen Sie viel Abwechslung auf den Tisch. Nutzen Sie das jahreszeitliche Frische-Angebot. Garnieren Sie die Speisen und sorgen Sie für eine angenehme Atmosphäre. In Gesellschaft schmeckt es noch mal so gut.

Fette sind energiereich

Außerdem verleihen sie dem Essen einen guten Geschmack und fördern somit den Appetit.
Entscheiden Sie sich für ca. 60 g Koch- und Streichfett (Margarine, Butter, Öl) pro Tag.

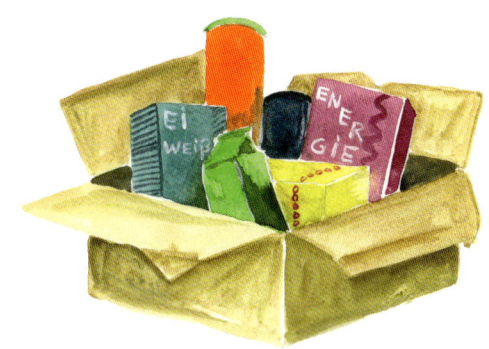

Verfeinern Sie Speisen mit Sahne, sauren Sahne-Produkten und Crème fraîche auf pflanzlicher Basis. Dazu zählen auch Mayonnaise und Salatdressings. Versteckte Fette sind vorwiegend in Wurst, Fleisch, Käse und Backwaren enthalten. Überladen Sie die Kost bzw. die einzelnen Mahlzeiten nicht mit zu viel Fett, weil dadurch das Sättigungsgefühl steigt.

Kohlenhydratreiche Lebensmittel

Sie gehören ebenfalls zu den Energieträgern. Hier steht eine große Auswahl zur Verfügung: Obst, Kartoffeln, Reis und Produkte aus hellem Mehl wie Brot, Grieß, Couscous, Polenta, Back- und Süßwaren sowie Mehlspeisen.

Möglicherweise schmeckt bereits ein Hefehörnchen oder Croissant zum Frühstück und Semmelknödel zum herzhaften Gulasch.

Vitamine in Obst, Kartoffeln und frischen Kräutern wecken zusätzlich Lebensgeister (Kaliumgehalt beachten).

Kräuter, Gewürze, Tee
Nutzen Sie die Vielfalt möglichst frischer Kräuter und Gewürze. Sie werten das Essen geschmacklich auf und wirken appetitanregend. Probieren Sie auch neue Teesorten aus.

Maßnahmen bei gewünschter Gewichtsreduktion
Bei bestehendem Übergewicht ist in Absprache mit dem Arzt eine langsame Gewichtsreduktion sinnvoll. Dazu sollte vor allem die Fettaufnahme eingeschränkt werden. Hierbei ist Halbfett-Margarine als Streichfett zu empfehlen.

Kontrollieren Sie auch die Aufnahme einfacher Zucker, z. B. auch in Getränken und Limonaden. Zur Zubereitung der Speisen empfiehlt sich beschichtetes Kochgeschirr, um fettsparend zu kochen.

Körperliche Bewegung
Ausreichend Bewegung trainiert die Funktion von Herz und Kreislauf. Spaziergänge an der frischen Luft sind wohltuend. Sie fördern den Muskelaufbau und schützen somit vor Immobilität. Gleichzeitig wird die Stoffwechsellage und das allgemeine Wohlbefinden verbessert.

Finden Sie mit Ihrem Arzt zusammen heraus, welche Art der Bewegung wohltuend für Sie ist.

Eiweiß

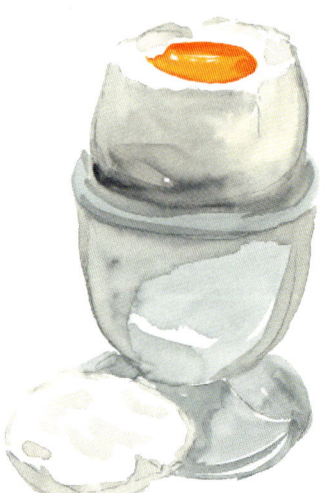

Eiweiß ist für den gesamten Körper ein wichtiger Baustoff. Er muss täglich in ausreichender Menge zugeführt werden, um einer Mangelernährung vorzubeugen. Fehlernährung bedeutet letztendlich Verlust von Lebensqualität.

Aufgrund der veränderten Stoffwechsellage kommt es zu einem ungewollten Abbau von körpereigenem Eiweiß. Zusätzlich gehen pro Dialysestunde ca. 2 g Eiweißbausteine bzw. 10–12 g Eiweiß pro Dialysebehandlung über die Dialysierflüssigkeit verloren.

Täglicher Eiweißbedarf
Bei Hämodialyse-Behandlung werden 1,2 g Eiweiß pro kg Sollgewicht (oder Trockengewicht) empfohlen, entsprechend ca. 70–90 g pro Tag.

> **Eiweißbedarf und Phosphat**
> - Wird die tägliche Eiweißmenge erheblich überschritten, steigen die harnpflichtigen Substanzen ebenfalls im Blut an.
> - Ein Übermaß an Eiweiß bedeutet immer eine übermäßige Phosphataufnahme.

Eiweißqualität

Es ist sinnvoll, pflanzliches und tierisches Eiweiß zu den Mahlzeiten kombiniert zu verzehren, weil sich hierdurch die Verwertbarkeit für den Körper erhöht. Praktische Beispiele:
Käsebrot, Kartoffeln mit Ei, Semmelknödel zu Fleischgerichten, Kuchen.

Eiweißtabelle

Mit Hilfe dieser Tabelle können Sie Ihren täglichen Eiweißbedarf garantieren. Achten Sie auf die richtige Portionsgröße und meiden Sie Lebensmittel mit phosphathaltigen Zusatzstoffen.

Lebensmittel	Eiweiß in g pro 100 g
Geflügel, Rind-, Kalb- und Schweinefleisch, gekochter Schinken, Wild, Fisch	20
Schnittkäse, Brie, Camembert	20
Wurst, Aufschnitt in Aspik, Ei, Speisequark, körniger Frischkäse, Nudeln	13
Grieß, Couscous, Polenta, Tofu, Käsekuchen	11
Brot, Rührkuchen, Reis, Cornflakes, Semmelknödel; Ei (1 Stück, Größe M), Doppelrahm-Frischkäse, pflanzlicher Brotaufstrich	7
Obst, Gemüse, Kartoffeln, Pilze	1–3
Alle Sorten Sahne, Crème fraîche, Schmand, Mascarpone, Milch, Sojadrink bzw. Sojajoghurt (ohne zugesetztes Phosphat), Obstkuchen	2,5–4
Alle Fette, Sahne-Wasser-Gemisch, Hafer-, Reisdrink, Kräuter, Konfitüre, Honig	0–1

Beispiel für einen Tagesplan	Portionsgröße in g	Eiweiß in g
Schweineschnitzel, Rohgewicht	120 (80–90 g gegart)	24
Brot (3 Scheiben)	150	11
Brotbelag (Quark, Käse und Wurst)	120	18
Süßer Brotbelag (Konfitüre, Honig)	50	0
Sojadrink oder -joghurt (1 Tasse)	150	5
Gemüse (1–2 Portionen)	150–200	3
Salat (1 Portion)	50	1
Kräuter	Nach Bedarf	0
Kartoffeln (1 Portion)	140	3
Nährmittel (Mehl, Grieß, Puddingpulver)	Nach Bedarf	1
Obst oder Kompott (2 kleine Portionen)	200–250	2
Sahne-Wasser-Gemisch (1 Portion)	40 g Sahne + 80 g Wasser	1
Koch- und Streichfett	Nach Bedarf	0
Kuchen (1 Stück)	70	5
Kaffee, Tee, Mineralwasser	Individuell	0
Gesamt		**74**

Phosphat

Phosphat ist in Verbindung mit Kalzium ein wichtiger Bestandteil von Knochen und Zähnen und zugleich ein notwendiger „Antriebsmotor" für unzählige Stoffwechselvorgänge im Körper. Über die künstliche Niere wird Phosphat nur unzureichend entfernt.

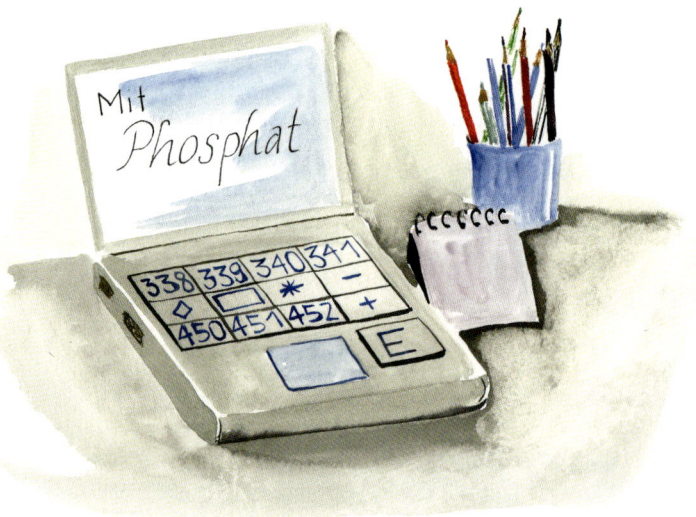

Regeln für eine phosphatarme Ernährung
- Die richtigen Lebensmittel auswählen.
- Auf die Portionsgröße achten.
- Auf phosphathaltige Zusatzstoffe verzichten.
- Phosphat lässt sich durch Kochen und Braten nicht zerstören.

Phosphatbinder sind die Kavaliere der Mahlzeit

> **Tägliche Phosphattoleranz**
>
> Damit der Phosphatspiegel in der Norm bleibt, soll die dialysegerechte Ernährung nicht mehr als maximal 1.000–1.200 mg Phosphor pro Tag enthalten. Dies entspricht 20–24 Phosphatpunkten.
> 1 Phosphatpunkt entspricht 50 mg Phosphor (siehe Lebensmitteltabellen und Rezepte)
> Bei Bauchfelldialyse liegt die Obergrenze bei 1.400 mg Phosphor pro Tag, d. h. 28 Phosphatpunkten.

Die tägliche Eiweißzufuhr muss gedeckt werden. Hierbei wird gleichzeitig eine entsprechende Menge Phosphat aufgenommen. Bei einem erhöhten Phosphatspiegel müssen Medikamente, die sogenannten Phosphatbinder, konsequent zu den Mahlzeiten eingenommen werden. Die Dosierung wird vom Arzt vorgegeben und sollte mit dem persönlichen Ernährungsplan abgestimmt werden. Mit Hilfe der Tabellen bekommen Sie einen einfachen Überblick über den Phosphatgehalt der von Ihnen gewünschten Lebensmittel, jeweils bezogen auf eine Portion.

Die Einnahme von Phosphatbindern gilt auch für das Essen unterwegs, z. B. bei dem Verzehr eines Käsebrötchens oder Menüs in einem Restaurant.

Bei dem ausschließlichen Verzehr von Obst oder dem Genuss einer Saftschorle kann darauf verzichtet werden; beides ist phosphatfrei.

Phosphatreiche Lebensmittelgruppen

1. Eiweißreiche Lebensmittel

Empfehlenswerte tierische Eiweißträger: Fleisch, Fisch, Eier (Eiklar bevorzugen), halbfester Schnittkäse, z. B. Butterkäse und Gouda, Weichkäse, z. B. Camembert und Brie, ferner Doppelrahmfrischkäse, Quark, Wurst und gekochter Schinken ohne zugesetztes Phosphat.

Empfehlenswerte pflanzliche Eiweißträger: helles Weizenbrot, Weizenmischbrot, Weizenmehl Type 405 und 550 und daraus hergestellte Backwaren, Blätterteig, Matzen, weißer Reis, Reispops aus weißem Reis, helle Nudeln, Couscous, Polenta, Sojadrink (ohne zugesetztes Phosphat), Tofu etc.

Alle genannten Lebensmittel enthalten Phosphat in gewissen Grenzen.
Ausnahme: Gelatine ist phosphatfrei.

Portionsgrößen – ein roter Phosphatpunkt am Tag muss sein

Um den täglichen Eiweißbedarf zu ca. einem Drittel zu decken, sollten Sie sich für eine Portion Fleisch, Fisch oder eine Eierspeise mit jeweils 5 Phosphatpunkten entscheiden.

- Fleisch: 120 g Rohgewicht, entsprechend 80–90 g gegart
- Fisch: 150 g Rohgewicht
- 2 Stück Eier (zwei Eigelbe entsprechen dem Phosphatgehalt einer Fleischportion).

2. Lebensmittel mit einem natürlich hohen Phosphatgehalt

Hier sollten Sie einschränken:
- Milch, Joghurt und Buttermilch (mögliche Toleranz: max. 100 g pro Tag, z. B. eine kleine Portion Fruchtjoghurt),
- ferner Hartkäse (Bergkäse, Emmentaler, Lindenberger, Gruyère, Raclettekäse), Schmelzkäse, Leber, Hülsenfrüchte, Kakao, Schokolade, Nüsse, Mandeln, Samen.

3. Ballaststoffreiche Lebensmittel, Sauerteig

Die im Folgenden genannten phosphatreichen Lebensmittel sind gleichzeitig kaliumreich.
Verzichten Sie auf:
- Vollgetreide: ganze Körner, Mehl mit einer hohen Typenzahl (1.700, 1.050), Vollkornschrot, Hafer- bzw. Müsliflocken, Vollkornbrot (max. eine kleine Scheibe Vollkornbrot bzw. Müsliportion pro Tag liegt im Toleranzbereich),
- Vollkornnudeln, Vollkorngrieß,
- Naturreis, Grünkern, Kleieflocken.
- Roggenbrot wird mit Sauerteig hergestellt. Beim Backen wird das an Phytin gebundene Phosphat durch das Enzym Phytase freigesetzt.

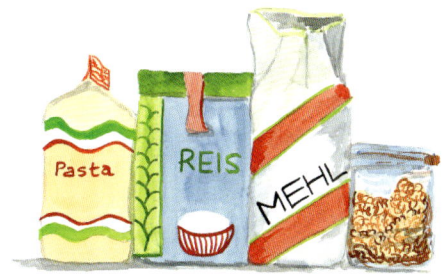

4. Phosphathaltige Zusatzstoffe

Phosphathaltige Zusatzstoffe sind gesetzlich erlaubt. Sie werden nahezu zu 100 % vom Darm aufgenommen.

Verzichten Sie vor allem auf folgende phosphathaltige Zusatzstoffe:

E 338 – Orthophosphorsäure
E 339 – Natriumorthophosphate
E 340 – Kaliumorthophosphate
E 341 – Calciumorthophosphate
E 343 – Magnesiumphosphate
E 450 – Diphosphate
E 451 – Triphosphate
E 452 – Polyphosphate.

Phosphor-Eiweiß-Quotient

Der Phosphor-Eiweiß-Quotient hilft, sich für geeignete Lebensmittel innerhalb einer Lebensmittelgruppe zu entscheiden. Angaben finden Sie in einer Nährwerttabelle. Achten Sie auf einen möglichst niedrigen Quotienten.

Alltägliche Lebensmittel mit zugesetztem Phosphat	
Verzichten Sie gänzlich auf	Zu ersetzen durch (Beispiele)
Schmelzkäse: Streichkäse, Kochkäse, Aufschnittware, in Torten- und Pastetenform	Siehe Käsetabelle auf Seite 98
Brühwurst und gekochten Schinken	Brühwurst bzw. gekochten Schinken ohne zugesetztes Phosphat
Dosenmilch	Kaffeesahne, evtl. ein kleiner Schuss Milch
Normales Backpulver (mit zugesetztem Phosphat)	Weinstein-Backpulver (kaliumreich) Selbst gemachtes Backpulver: Natron + Säureträger „Globus Backpulver phosphatfrei, glutenfrei"
Fertigprodukte: Suppen, Soßen, Desserts etc.	Frische Zutaten nehmen und selber kochen. Soßen mit hellem Mehl binden.
Cola-Getränke (E 338)	Selbst hergestelltes Erfrischungsgetränk (z. B. kalter Früchtetee mit Zitronensaft) Käufliche Zitronen- bzw. Orangenlimonade, z. B. Schwip Schwap oder Mezzo Mix

Rechenbeispiel: 165 (mg P) : 12,5 (g E) = 13,2.			
Lebensmittel auswählen	Pro 100 g		P/E-Quotient
	mg Phosphor	g Eiweiß	
Quark, 20 % Fett	165	12,5	13,2 (+)
Gouda, 48 % Fett	443	24,7	17,9 (+)
Emmentaler, 45 % Fett	627	28,9	21,7 (-)

Den ungefähren Phosphorgehalt abschätzen

Eine dialysegerechte Lebensmittelauswahl weist einen durchschnittlichen Phosphor-Eiweiß-Quotienten von 12–15 mg pro Gramm Eiweiß (Erfahrungswert) auf.

Beispiele:

Eiweißbedarf in g pro Tag	P/E-Quotient einer dialyse-gerechten Ernährung	Phosphorgehalt in mg pro Tag
65	12	780
65	15	975
70	12	840
70	15	1.050
75	12	900
75	15	1.125
80	12	960
80	15	1.200

Bei einer erforderlichen Eiweißmenge von mehr als 75–80 g pro Tag sollte über den Einsatz diätetischer eiweißreicher Lebensmittel nachgedacht werden.

5. Phosphathaltige Stärkungsmittel
Lezithinhaltige Stärkungsmittel sind besonders phosphatreich. Sie sind im Handel in flüssiger Form oder als Kapseln erhältlich, z. B. Buerlezithin, Hansa-Lezithin, Doppelherz.

Eine mögliche Einnahme unbedingt mit dem Arzt absprechen.

Bio-Lebensmittel

Phosphathaltige Zusatzstoffe sind darin nur beschränkt erlaubt:
- in pflanzlichen Lebensmitteln: Monokalziumphosphat (E 341) und Lezithin (E 322),
- in Milcherzeugnissen: Lezithin.

Wenn Sie keine üblichen Lebensmittel ohne phosphathaltige Zusatzstoffe bekommen, können Sie Bio-Ware einkaufen.

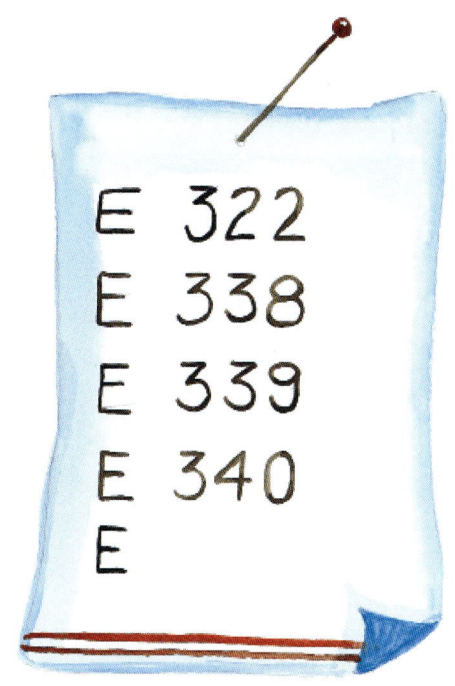

Kalzium

Der Kalzium- und Phosphathaushalt steht in einem engen Zusammenhang. Kalzium ist hauptsächlich in den Knochen und Zähnen enthalten. Bei chronischer Nierenerkrankung ist die Balance gestört.

> **Nehmen Sie die Käse-Tabelle zur Hilfe, um gleichzeitig den Phosphatgehalt zu beurteilen, siehe Seite 98.**

Täglicher Kalziumbedarf

Der Kalziumbedarf für einen gesunden Erwachsenen liegt bei 1.000 mg pro Tag. Eine ungenügende Kalziumaufnahme ist für Dialysepatienten in der Regel ungewöhnlich, da kalziumhaltige Phosphatbinder (Kalziumacetat, Kalziumcarbonat) und der Kalziumgehalt der Dialysatflüssigkeit mit in die Kalziumbilanz einfließen und damit die Zufuhr, im Vergleich zu einem Gesunden, teilweise sogar erhöht ist.

Kalzium in Essen und Trinken

Eine gemischte Kost mit Fleisch, Fisch, Wurst, Brot, Nudeln, Reis, Gemüse, Obst etc. enthält cirka 300–350 mg Kalzium pro Tag. Hierbei sind Milch, Milchprodukte und Käse nicht enthalten.

- Die wichtigste Kalziumquelle in der Ernährung von Dialysepatienten ist Käse.
- Geeignete Käsesorten sind, z. B. Butterkäse, Gouda, Weichkäse wie Camembert und Brie, Speisequark und Frischkäse.
- Schnittkäse enthält am meisten Kalzium. Wählen Sie Käse vielseitig aus.
- Gemüse wie Chinakohl, Okra, Lauch, Schwarzwurzeln, Weißkohl und Wirsing sowie Kräuter enthalten, im Vergleich zu anderen Gemüsesorten, mehr Kalzium.
- Auch Mineralwasser stellt eine gute Kalziumquelle dar. Vergleichen Sie verschiedene Sorten miteinander und achten Sie aber darauf, dass der Natriumgehalt möglichst niedrig ist (bis 20 mg/l).

Hinweis: Der Kaliumgehalt von Mineralwasser ist in der Regel niedrig.

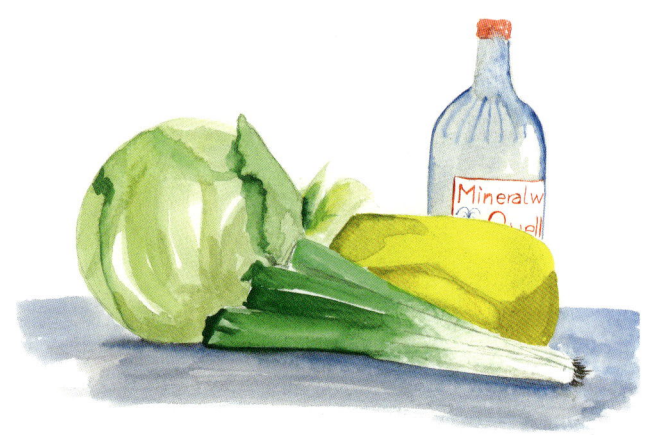

Kalium

Das Kalium ist für den Körper ein lebenswichtiger Mineralstoff (Elektrolyt). Sowohl ein zu hoher (Hyperkaliämie) wie auch ein zu niedriger (Hypokaliämie) Kaliumspiegel können lebensbedrohlich sein. Normalerweise liegt der Kaliumwert im Blut zwischen 3,5 und 5,0 mmol/l. Anhand der Laborwerte und unter Berücksichtigung einer evtl. noch vorhandenen Restausscheidung (Harnmenge pro 24 Stunden) muss die tägliche Kaliumzufuhr bilanziert werden.

Nicht immer muss die Ernährung kaliumarm sein, dies gilt besonders in der Frühphase der Dialysebehandlung und bei noch vorhandener Restausscheidung. Halten Sie sich unbedingt an die Anweisungen Ihres Arztes.

Körperlich kleine Personen haben in der Regel eine niedrige Kaliumtoleranz.

Neben entsprechenden diätetischen Maßnahmen kommen bei der Hyperkaliämie auch Kaliumbinder – in der Regel als Pulver – zur Anwendung.

Hinweise zu den Regeln

1. Richtige Lebensmittelauswahl treffen

Kalium kommt in fast allen Lebensmitteln in unterschiedlicher Menge vor. Mit Hilfe der Lebensmitteltabellen können Sie den Kaliumgehalt alltäglicher Lebensmittel, nach Portionsgrößen sortiert, schnell erkennen.

Bei Bedarf können Sie kaliumreiche mit kaliumarmen Lebensmitteln kombinieren und noch am selben Tag Ausgleich schaffen.

Tägliche Kaliumtoleranz

Eine kaliumarme Kost enthält im Allgemeinen 1.800 bis 2.000 mg Kalium pro Tag. Dies entspricht 24–26 Kaliumpunkten. Bei körperlich größeren Personen ist eine höhere Kaliumzufuhr von bis zu 2.300 mg möglich (30 Kaliumpunkte).

1 Kaliumpunkt entspricht 75 mg Kalium
(siehe Lebensmitteltabellen und Rezepte)

Regeln einer kaliumarmen Ernährung

1. Richtige Lebensmittelauswahl treffen.
2. Portionsgröße beachten.
3. Geeignete küchentechnische Maßnahmen anwenden.
4. Am Wochenende auf kaliumreiche Lebensmittel verzichten.
5. Evtl. zu Beginn der Dialyse darf etwas Kaliumreiches gegessen werden.
6. Salzersatz („Diätsalz") ist verboten!
7. Bei Bedarf Kaliumbinder nach Anweisung des Arztes einnehmen.

2. Portionsgröße beachten

Der Kaliumgehalt im Essen wird auch durch die Portionsgröße bestimmt, z. B. eine kleine Tomate, ein Esslöffel Spinat für eine Pfannkuchenfüllung.

3. Geeignete küchentechnische Maßnahmen anwenden

Kalium ist gut wasserlöslich. Aufgrund dessen lässt sich der Kaliumgehalt in einem Lebensmittel reduzieren. Wässern in kaltem Wasser ist wenig ergiebig, weil sich das Kalium innerhalb der Zellen befindet. Bestimmte Zubereitungsmaßnahmen führen entsprechend zu einem erwünschten Kaliumverlust. Es ist wichtig zu wissen, dass immer ein Rest Kalium im Lebensmittel gebunden zurückbleibt.

KÜCHENTECHNISCHE MASSNAHMEN OHNE KALIUMVERLUST

Gartechnik	Anwendungsbeispiele
Backen, Braten, Dämpfen, Frittieren, Grillen, Kurzbraten, keine Wasserzugabe	Schnitzel, Frikadelle, Kotelett, Aufläufe, Backwaren
Quellen	Reis (Wasser wird vollständig aufgenommen)
Schmoren, Dünsten Nur geringe Wasserzugabe, die Soße wird mit verzehrt	Fleisch, Gemüse
Eintopf/Gabeleintopf	Alle Zutaten werden mitverzehrt, Flüssigkeitsmenge beachten
Kochen in der Schale	Pellkartoffeln, Eier

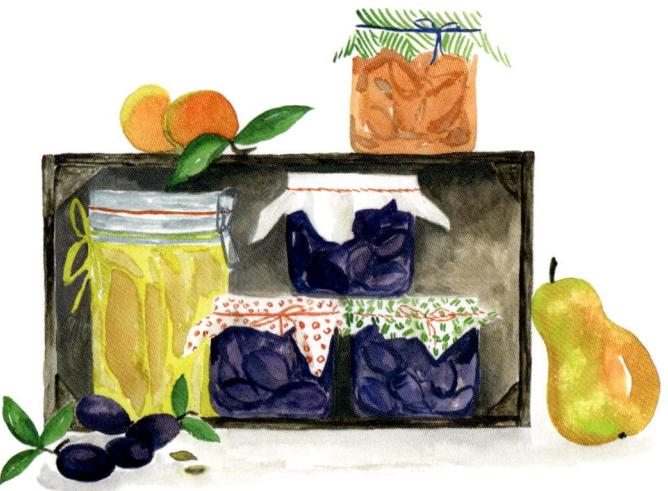

Obst- und Gemüsekonserven

Aus dem eingefüllten Gemüse bzw. Obst geht bei der Herstellung in der Regel die Hälfte des Kaliums in das zugegebene Wasser über. D. h. nunmehr ist sowohl in dem enthaltenden Gemüse- bzw. Fruchtanteil als auch in der Konservenflüssigkeit gleich viel Kalium enthalten. Der Kaliumgehalt reduziert sich somit auf die Hälfte, ausgehend vom Rohgewicht.

Das gilt auch für selbst Eingemachtes (s. „Kochen"), nicht aber für Wurstwaren.

4. Am Wochenende auf kaliumreiche Lebensmittel verzichten

Oftmals kommt es im langen dialysefreien Intervall am Wochenende zu einem erhöhten Kaliumspiegel. Wählen Sie in diesem Falle sorgfältig kaliumarme Lebensmittel aus und nutzen Sie küchentechnische

KÜCHENTECHNISCHE MASSNAHMEN MIT KALIUMVERLUST

Gartechnik	Anwendungsbeispiele	Kalium-verlust
Kochen	Lebensmittel klein schneiden und mit Wasser abspülen. In der 3–5-fachen Menge Wasser (mit Überstand) kochen. Kochwasser verwerfen. Bei Kartoffeln und Kohlrabi das Kochwasser nach 8 Minuten wechseln.	50 %
Kochen „Eintopf"	Zwiebelwürfel mit Lorbeer in Fett anschwitzen. Bereits vorgekochtes Gemüse und vorgekochte Kartoffeln zugeben und abschmecken.	50 %
Blau kochen	Kochfisch nach üblichem Rezept zubereiten. Gilt auch für Knödel.	50 %
Schmoren	Fleisch anbraten und in ausreichender Menge Wasser (mit Überstand) schmoren, nur 2–3 Esslöffel Soße verzehren oder das Fleisch neu anbraten und den Ansatz zu einer Soße verarbeiten.	50 %
Kartoffeln kochen nach der Björn-Schott-Methode	Kartoffeln schälen, klein schneiden und mit Wasser abspülen. In einen Topf geben. In der 10-fachen Wassermenge bei 70 °C (E-Herd: Stufe 2–3) drei Stunden wässern. Dabei den Deckel geschlossen halten. Anschließend das Wasser verwerfen. Frisches Wasser hinzufügen. Hierbei müssen die Kartoffeln mit Wasser bedeckt sein. Garen und die Kochflüssigkeit erneut verwerfen.	80 %
Blanchieren	Gemüse oder Obst klein schneiden, 3–5 Minuten in siedendes Wasser geben, auf einem Sieb abtropfen lassen, mit kaltem Wasser abspülen.	30 %
Tiefgefrorenes käufliches Gemüse und Obst	Industriell blanchiertes Gemüse wird in Wasser (mit Kaliumverlust), aber auch in Dämpfautomaten blanchiert (ohne Kaliumverlust).	Wie Frischware weiterverarbeiten
Verdünnen	z. B. Apfelsaftschorle (Anteile: ¼ Apfelsaft + ¾ Wasser)	25 %
Auftauen von Tiefkühlware	Die Auftauflüssigkeit sollte nicht mit verzehrt werden, da sie, dem Lebensmittel entsprechend, mehr oder weniger viel Kalium enthält.	Wie Frischware weiterverarbeiten

Vorteile. Es empfiehlt sich hierbei der generelle Verzicht auf Kartoffeln und Kaffee.

Auch hier ist die Einnahme von Kaliumbindern möglich (Arzt).

5. Zu Beginn der Dialyse etwas Kaliumreiches essen

Wenn Sie Heißhunger auf kaliumreiches Obst und Gemüse haben, sollten Sie es mit ins Dialysezentrum bringen und gleich zu Beginn der Dialysebehandlung verzehren. Dadurch wird das überschüssig aufgenommene Kalium noch während der Behandlung entfernt.

Wenn Sie jedoch zuvor oder gleichzeitig sehr fettreiche oder schwerverdauliche Speisen zu sich genommen haben, kommt es zu einer verzögerten Magenentleerung und infolgedessen zu einem Kaliumanstieg erst nach der erfolgten Dialysebehandlung.

Entscheiden Sie sich für eine angemessene Verzehrmenge. Beachten Sie auch den Flüssigkeitsgehalt von Gemüse und Obst.

Die Menge ist entscheidend.

6. Kochsalz-Ersatzmittel („Diätsalz") sind verboten

„Diätsalz" wird auf der Basis von Kaliumchlorid hergestellt. Beachten Sie die Hinweise auf der Verpackung. Lesen Sie mehr darüber in dem Kapitel „Kochsalz und das Durstmeldesystem".

7. Bei Bedarf Kaliumbinder nach Anweisung des Arztes einnehmen

Wenn bei erhöhtem Kaliumspiegel diätetische Maßnahmen alleine nicht ausreichen, wird Ihr Arzt Kaliumbinder verordnen. Sie müssen zum Essen eingenommen werden.

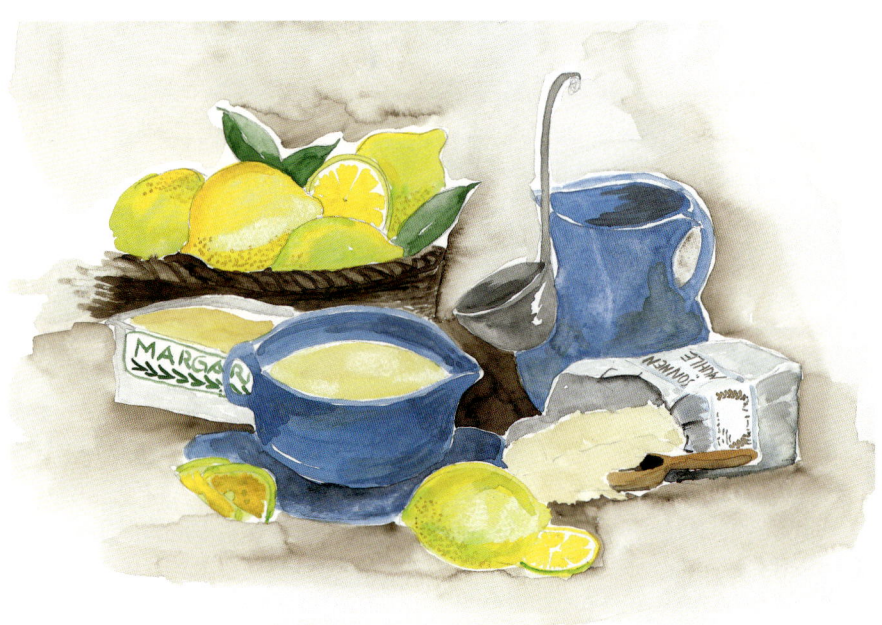

Flüssigkeit

Die tägliche Trinkmenge ist für viele Dialysepatienten ein sensibles Thema. Sie wird zusammen mit dem Arzt individuell festgelegt.

Entscheidend sind im Wesentlichen die Restausscheidung (Harnmenge pro 24 Stunden) und die Verträglichkeit der Wasserentfernung bei den Dialysebehandlungen (Ultrafiltration). Neben den Getränken ist unbedingt der Wassergehalt in den festen Speisen zu beachten.

Über den Stuhlgang, den Schweiß und die Atmung verliert der Körper unterschiedlich viel Flüssigkeit.

Die Gewichtszunahme zwischen zwei Dialysen wird maßgeblich durch die Flüssigkeitsaufnahme bestimmt!

Ohne Waage geht es nicht – das Sollgewicht oder Trockengewicht

Hierbei handelt es sich um das Körpergewicht nach einer guten Dialyse, d. h. alles überschüssige Wasser ist entfernt.

Es wird mit dem Arzt zusammen festgelegt.

Gewichtsverhalten kontrollieren

Dies lässt sich am einfachsten mit Hilfe einer digitalen Personenwaage durchführen.

- Wiegen Sie sich regelmäßig unbekleidet nach dem Aufstehen.
- Notieren Sie Ihr Körpergewicht.
- Teilen Sie Unregelmäßigkeiten Ihrem Arzt mit.
- Die tägliche Gewichtszunahme soll nicht mehr als 1 kg betragen (siehe Sollgewicht).
- Das lange dialysefreie Wochenende muss besonders beachtet werden, da es häufig zu weitaus höheren Wassereinlagerungen im Körper kommt, die wiederum Herz und Kreislauf belasten.

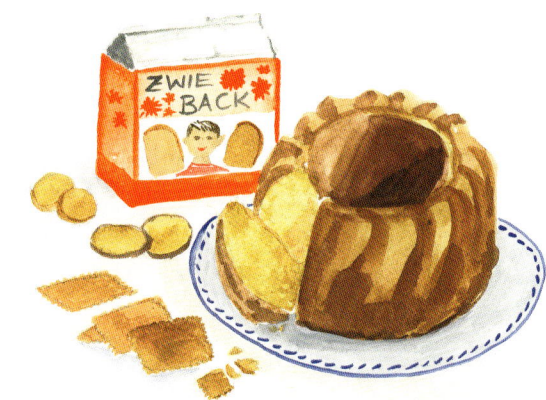

Faustregeln für die tägliche Trinkmenge

- Bei einer noch normalen Urinausscheidung pro Tag wird die tägliche Trinkmenge daran angepasst.
- Bei fehlender Restausscheidung sind nur 500 bis max. 800 ml Trinkflüssigkeit pro Tag erlaubt.

- Bei einer nicht mehr vollen Restausscheidung von z. B. 750 ml werden noch 500–800 ml hinzugerechnet. Die gesamte Trinkmenge beträgt etwa 1.200–1.500 ml/Tag.
- Befolgen Sie die Ratschläge Ihres Arztes.

Wassergehalt der Speisen

In den festen Speisen einer dialysegerechten Kost ist ca. 0,9–1 Liter Wasser pro Tag enthalten.
Zu Lebensmitteln mit sehr hohem bzw. hohem Wassergehalt zählen:

Alle Getränke, Säfte, Suppen, Soßen, Eintöpfe, Obst, Gemüse, Wassereis, Eisbecher mit Früchten, Breie, Puddings, Obstkuchen und Müsli.

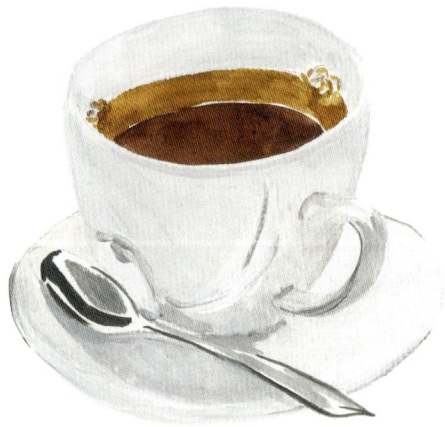

Die tägliche Flüssigkeitszufuhr regulieren

Diese Hinweise helfen Ihnen, bei Bedarf auf eine eingeschränkte Flüssigkeitszufuhr zu achten.

- Bestimmen Sie das Volumen gebräuchlicher Tassen, Gläser und Kompottschälchen.
- Verzichten Sie auf Suppen und Breie.
- Verzehren Sie nur kleinere Mengen Pudding.
- Beschränken Sie den Verzehr von Soßen auf ca. 3–4 Esslöffel.
- Reduzieren Sie den Verzehr von Obst und Gemüse in größeren Mengen (auf maximal jeweils ca. 150–250 g, inkl. einer Portion Blattsalat).
- Bevorzugen Sie Pfannengerichte.
- Bereiten Sie einen Gabeleintopf zu (ohne Flüssigkeit).
- Wählen Sie bevorzugt trockene Kuchen aus: Rührkuchen, Hefekuchen mit Streusel, Kleingebäck, Zwieback.
- Nehmen Sie Medikamente mit dem Essen ein.

Erhöhter Flüssigkeitsbedarf

Durch gewisse Lebensumstände kann eine erhöhte Flüssigkeitszufuhr notwendig werden. Ihr Arzt wird Sie beraten.

Beispiele:

- Hohe Außen- und Raumtemperaturen
- Bei einem Saunabesuch
- Bei verstärkten körperlichen bzw. sportlichen Aktivitäten
- Fieber
- Erbrechen und Durchfallerkrankungen

Kochsalz und das Durstmeldesystem

Eine hohe Kochsalzzufuhr führt unweigerlich zu einem verstärkten Durstgefühl. Wenn der Natriumspiegel im Blut auf über 138 mmol/l ansteigt, meldet das Gehirn ein „Durst-Signal". Der Mensch spürt automatisch das Verlangen, zu trinken. Der Durst hält solange an, bis das Kochsalz (Natrium) im Blut entsprechend „verdünnt" ist. Die dafür notwendige Trinkmenge ist damit direkt abhängig von der aufgenommenen Kochsalzmenge.

Die Folgen einer überzogenen Trinkmenge wurden bereits im Kapitel „Flüssigkeit" beschrieben.

Beugen Sie dem Durstgefühl vor

Schränken Sie die tägliche Kochsalzzufuhr ein. Kochsalz besteht aus Natrium und Chlorid.

6 g Kochsalz pro Tag sind genug

Diese Empfehlung gilt, sofern vom Arzt nicht anders verordnet.
Von besonderer Bedeutung ist das lange dialysefreie Intervall am Wochenende.

Die tägliche Kochsalzaufnahme
Sie lässt sich in drei Gruppen einteilen.

1. Unverarbeitete Lebensmittel bevorzugen
Machen Sie davon reichlich Gebrauch, denn alle natürlichen Lebensmittel enthalten nur sehr wenig Natrium.

Wählen Sie Mineralwasser mit einem geringen Natriumgehalt aus, d. h. max. 20 mg/l (natriumarm).

Gewürze und Kräuter geben einen guten Geschmack. Legen Sie ein Kräuterbeet an und kaufen Sie auf dem Wochenmarkt ein. In den Wintermonaten sind tiefgefrorene Kräuter empfehlenswert. Füllen Sie Ihr Gewürzregal mit reinen Gewürzen.

Trockenkräuter und Gewürze wie Thymian, Rosmarin, Majoran, Lorbeer und Kümmel müssen mit den Speisen mitgekocht werden.

Geben Sie reine Gewürze wie Paprika edelsüß, Koriander, Pfeffer etc. erst nach dem Kochen dazu, damit die wertvollen Aromen erhalten bleiben. Curry muss zur Aromaverstärkung in Fett mit angedünstet werden.

Beachten Sie, dass der Verzehr von scharfen Gewürzen und Knoblauch das Durstgefühl verstärkt. Dies trifft auch für Glutamat zu (Geschmacksverstärker, E 620 bis 625).

2. Schmackhaft kochen ohne Salz

Kochen Sie salzlos und salzen Sie bei Tisch nicht nach.

Zum „Salzen" gehört nicht nur die Zugabe von Speisesalz, betrifft alle im Handel befindlichen Sorten, sondern auch das versteckte Salz, das in Brühwürfeln, gekörnter Brühe, Flüssigwürzmitteln und Gewürzsalz enthalten ist.

Ausnahme: Durch die Zugabe von wenig Salz wird die grobe Struktur von Weiß-, Rot- und Wirsingkohl besser weich.

Kochen Sie selber!

- Verwenden Sie viele frische bzw. unverarbeitete Lebensmittel wie Fleisch, Fisch, Gemüse, Kartoffeln, Nudeln, Reis etc.
- Wählen Sie Gemüse möglichst saisongerecht aus, es hat den meisten Eigengeschmack (auch tiefgefroren; hierbei auf eine mögliche Salzzugabe achten).
- Verwenden Sie am besten frische Kräuter.
- Kaufen Sie geschmacksintensive Öle ein.
- Braten Sie Fleisch zusammen mit Rosmarin, Thymian, Lorbeer und Wurzelgemüse an.
- Verwenden Sie reine Gewürze.
- Dünsten, Braten, Grillen sind geschmacksintensivierende Garverfahren.
- Bräunen Sie Zwiebelwürfel in Fett an.
- Nehmen Sie Zitronensaft zum Abschmecken.
- Runden Sie mit einer kleinen Prise Zucker (auch Essig) herzhafte Gerichte ab.
- Sofern Sie Lebensmittel gekocht haben, um den Kaliumgehalt zu senken, können Sie anschließend das Gemüse in heißem Fett schwenken, mit angedünsteter Zwiebel und frischen Kräutern geschmacklich aufpeppen.

3. Verarbeitete Lebensmittel

Käufliche Produkte wie Brot, Brotbelag (Wurst, Käse, pflanzliche Brotaufstriche) sind fester Bestandteil unserer Ernährungsgewohnheiten. Durch zwei Brotmahlzeiten wird bereits die maximal empfohlene Salzmenge zugeführt.

Verzichten Sie deshalb auf gesalzene Gemüsekonserven, Fertiggerichte und -soßen. Orientieren Sie sich bei Ihrem Einkauf an der Zutatenliste. Das Essen außer Haus ist allgemein als salzreich zu bezeichnen.

Weitere salzreiche Lebensmittel: Salz- und Laugengebäck, Chips, Oliven, Räucher- und Pökelwaren (wie roher Schinken, Kassler, Salami), geräucherter Fisch, Fischkonserven, Sauerkraut, Handkäse, Roquefort- und Fetakäse, größere Mengen Senf, Dressings, Cocktailsoßen.

Kochsalzgehalt täglicher Lebensmittel

Vergleichen Sie in der nachstehenden Tabelle den Kochsalzgehalt unverarbeiteter (s. S. 39) und verarbeiteter Lebensmittel.

Kochsalz-Ersatzmittel („Diätsalz") sind verboten!

Die Produkte sind für die Ernährung von Patienten mit Bluthochdruck und mit gesunder Nierenfunktion konzipiert. Sie haben einen metallischen Eigengeschmack.

Jeweils eine Portion	Portionsgröße in g	Kochsalzgehalt in g pro Portion
Brot/Brötchen	50	0,7
Salzstangen, Salzgebäck	15	0,7
Fleisch, frisch *)	120	0,2
Kasseler, roh	120	2,9
Fisch, frisch *)	150	0,4
Fischkonserven	50	0,6
Corned beef, Fleischwurst	30	0,6
Wurst: Bierschinken	30	0,6
Gekochter Schinken	30	0,7
Geräucherter Schinken	30	1,9
Salami	30	1,5
Quark, 20 % Fett *)	30	0,0
Doppelrahmfrischkäse, körniger Frischkäse	30	0,3
Gouda, Leerdammer	30	0,5
Butterkäse, 60 % Fett Camembert	30	0,5
Gemüse frisch *)	100	0,2
Gemüsekonserven, allgemein	100	0,5
Cornichons, Sauerkraut, Spargelkonserve	100	0,9
Kartoffeln, frisch *)	140	0
Salzkartoffeln	140	0,4
Salatcreme	30	0,5
Mayonnaise	10	0,1
Senf, Tomatenketchup	10	0,3
Gekörnte Brühe (für 100 ml Wasser)	2	1,3
Natriumarme Gemüsebrühe/Reformhaus	2	0,2
Mineralwasser, natriumarm (max. 20 mg Natrium/Liter)	200 ml	0,01

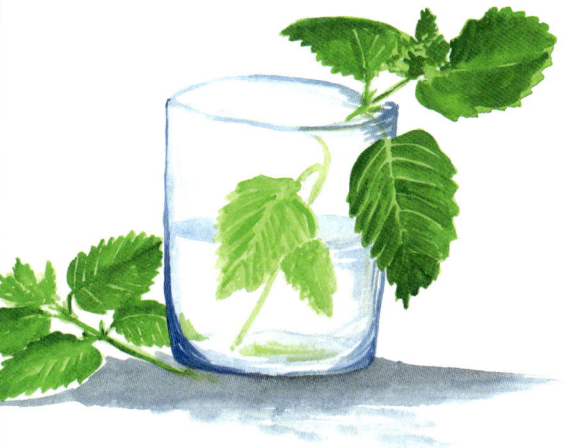

Es gibt zwei unterschiedliche Gruppen von „Diätsalz" im Handel

Erste Gruppe: reines „Diätsalz" (Kaliumchlorid).
Es gibt verschiedene Erzeugnisse, z. B. mit Zusatz von Jod oder Kräutern.

Zweite Gruppe: Kombination aus Kaliumchlorid, gewöhnlichem Speisesalz und Magnesium.

> **Lesen Sie aufmerksam die Zutatenliste!**
>
> Es gibt verschiedene „Diätsalze" im Handel. Aufgrund ihres hohen Kaliumgehaltes sind sie für chronisch Nierenkranke verboten. Die Verwendung kann einen lebensgefährlichen Kaliumanstieg zur Folge haben.
> Auf der Verpackung muss ein Hinweis stehen: „Bei Störungen des Kaliumhaushaltes, insbesondere bei Niereninsuffizienz, nur nach ärztlicher Beratung verwenden."

Weitere Empfehlungen gegen den Durst

Neben einer maßvollen Kochsalzzufuhr lässt sich das Durstgefühl auf verschiedene Art und Weise beeinflussen

- Halten Sie den Zuckerverbrauch in Grenzen: Verzehren Sie nicht übermäßig viel Süßes wie zuckersüße Desserts, Kuchen, Eis, Naschwerk, Limonaden.
- Süßstoff gilt als empfehlenswert.
- Trinken Sie nicht aus Gewohnheit.
- Nehmen Sie zum Trinken schmale Trinkgefäße.
- Kaufen Sie Mineralwasserflaschen in kleinen Größen (Inhalt: 0,33 l oder 0,5 l).
- Lutschen Sie kleine Eiswürfel (Tee, Zugabe von Salbei und Minze).
- Lutschen Sie Zitronenstückchen oder zuckerfreie Erfrischungspastillen. Kauen Sie Kaugummi.
- Durchlüften Sie Räume.
- Halten Sie Ihre Lippen mit einem Pflegestift oder einer Creme feucht. Benutzen Sie Mundspray.

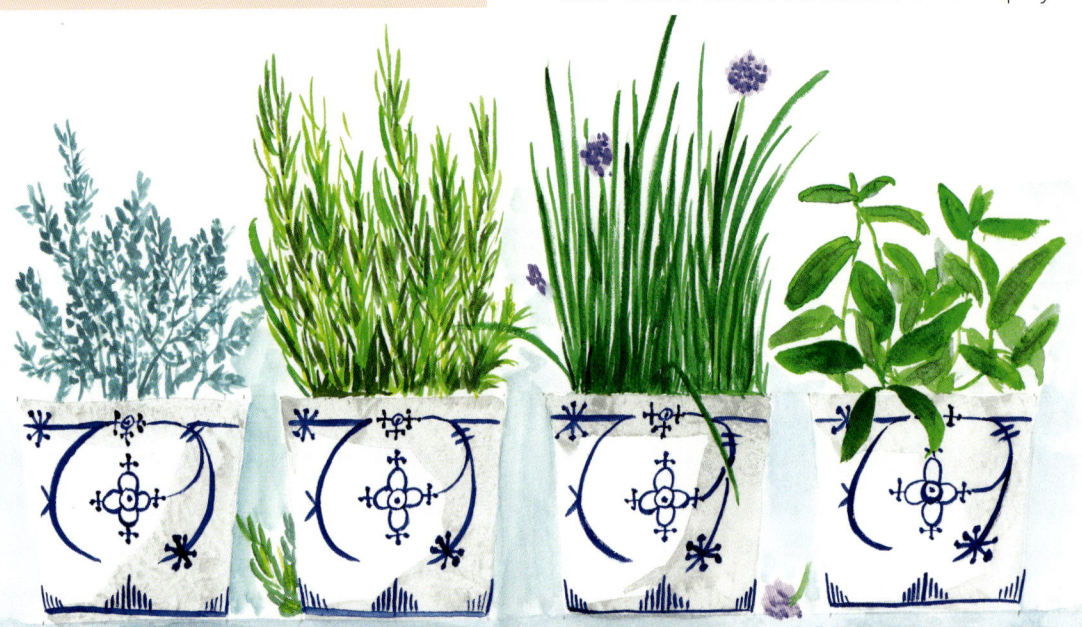

Ernährung bei Bauchfelldialyse

Bei der Bauchfelldialyse-Behandlung gibt es für die Ernährung insgesamt mehr Spielräume als bei Hämodialyse. Dies gilt insbesondere für die tägliche Trinkmenge und Kaliumaufnahme.

Energiebedarf

In der Anfangsphase der Bauchfelldialyse-Behandlung kommt es häufig zu einer Gewichtszunahme. Eine Ursache dafür ist der hohe Glukosegehalt des Dialysates. Ein Teil der energiereichen Glukose gelangt aus dem Bauchraum in die Blutbahn, ca. 100–125 g/Tag, entsprechend 400–500 kcal.

Folglich sollte der tägliche über die Nahrung zugeführte Energiebedarf reduziert werden. Hierbei wird von ca. 25–27 kcal/kg Sollgewicht ausgegangen.

Dies entspricht einem Energiebedarf, je nach Lebensalter, von ca. 1.500 bis 1.700 kcal. Bei körperlicher Aktivität auch mehr.

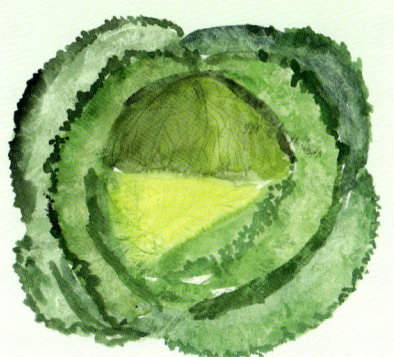

Sparen Sie Zucker ein, um einem Anstieg des Körpergewichtes vorzubeugen:

- Reduzieren Sie den Zuckeranteil in der Ernährung.
- Verzichten Sie auf pure Fruchtsäfte, mit Zucker gesüßte Früchte, Backwaren und Süßigkeiten.
- Bevorzugen Sie weniger süße Hefekuchen und zuckerfreie Bonbons.
- Ersetzen Sie eine mit Zucker gesüßte Konfitüre durch eine mit Süßstoff zubereitete Konfitüre oder wählen Sie eine Konfitüre mit geringem Zuckergehalt aus. Süßen Sie wahlweise mit kalorienfreiem Süßstoff.
- Der Einsatz von Fruchtzucker bringt keinen Vorteil, da er gleich viele Kalorien hat.

Eiweiß

Pro kg Körpergewicht wird die Aufnahme von mind. 1,2 bis 1,5 g Eiweiß pro Tag empfohlen, weil bei der Bauchfelldialyse täglich 8-15 g Eiweiß verlorengehen.

Beispiel: 65 kg Körpergewicht:

65 x 1,2 g bis 65 x 1,5 g ergibt 78–98 g gesamter Eiweißbedarf/Tag.

Bei Bauchfellentzündung ist eine gesonderte Eiweißzulage notwendig. Der Verlust beträgt ca. 20 g pro Tag.

Ihr Bauchfelldialyse-Team berät Sie.

Phosphat

Eine Phosphatüberlastung ist auch bei der Bauchfelldialyse zu vermeiden. Allerdings wird das Phosphat über das Bauchfell (Membran) und bei einer noch bestehenden eigenen Urinausscheidung besser ausgeschieden.

Wählen Sie dennoch phosphatarme Lebensmittel aus!

Max. Zufuhr: 1.200–1.400 mg Phosphor/Tag.

Bei erhöhtem Phosphatspiegel werden zusätzlich Phosphatbinder zu den Mahlzeiten eingenommen.

Einsatz eiweißreicher diätetischer Lebensmittel

Der tägliche höhere Eiweißbedarf kann nicht immer alleine über natürliche Lebensmittel gedeckt werden, da die höhere Eiweißzufuhr stets in Verbindung mit einer höheren Phosphataufnahme steht.

> Daher sind bei einem täglichen Eiweißbedarf von über 75–80 g eiweißreiche und zugleich phosphatarme diätetische Produkte zu empfehlen (Arzt).

Kalium

Die tägliche Kaliumzufuhr muss den Laborwerten entsprechend angepasst werden.

Bei der rund um die Uhr stattfindenden Bauchfelldialyse geht ein erheblicher Anteil an Kalium verloren. Daher ist die Ernährung in der Regel kaliumreich!

> Die Kaliumwerte müssen regelmäßig kontrolliert werden.

Wenn die kaliumreiche Ernährung alleine den täglichen Bedarf nicht deckt, werden zusätzlich, z. B. Kalium-Brausetabletten, vom Arzt angeordnet.

Kaliumreiche, jedoch kalorienarme Lebensmittel

Neben der Auswahl kaliumreicher Lebensmittel ist es sinnvoll, gleichzeitig kalorienarme Lebensmittel auszuwählen:

Kartoffeln, alle Sorten frisches, auch tiefgefrorenes, Gemüse und Obst sowie Kräuter. Tomatenmark kann zur Herstellung verschiedener Gerichte eingesetzt werden. Bei Bananen und Weintrauben ist der höhere Energie- und Zuckergehalt zu beachten. Dies gilt auch für einen übermäßigen Verzehr gesüßter Obstkonserven, einschließlich aller Säfte.

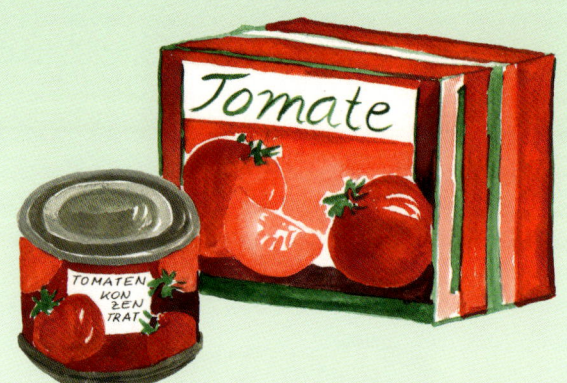

Gartechniken ohne Kaliumverlust

Wenn Sie sich kaliumreich ernähren sollen, dann sollten Sie Garmethoden auswählen, bei denen kein Kaliumverlust entsteht, z. B. Braten und Dünsten.

Kaliumreiche Lebensmittel sollen nicht in reichlich Wasser gekocht und das Kochwasser weggeschüttet werden. Die Kochflüssigkeit eignet sich zur Herstellung von Soßen.

Außerdem empfehlen sich Eintopfgerichte, Pellkartoffeln, Aufläufe, gedünstetes oder geschmortes Gemüse, Rohkosten und Salate.

Der Verzehr von fettreichen Pommes frites und Chips ist nicht zu empfehlen.

> **Hinweis zu den Kochrezepten in diesem Buch**
> - In der Regel wird bei den Rezepten auf kaliumreduzierende Maßnahmen hingewiesen.
> - Sollten Sie auf keine Kaliumeinschränkung achten müssen, entfallen die empfohlenen Maßnahmen.
> - Hierbei erweitert sich ebenfalls die Auswahl von Obst und Gemüse.

Flüssigkeit

Eine mögliche Überwässerung des Körpers muss vermieden werden.

Durch den täglichen Flüssigkeitsentzug und die noch vorhandene Restausscheidung ist bei der Bauchfelldialyse die erlaubte Trinkmenge in der Regel größer als bei Patienten mit Hämodialyse-Behandlung ohne Restausscheidung.

Je nach Lebensmittelauswahl ist der Wasseranteil der festen Speisen höher als bei der Ernährung bei Hämodialyse (u. a. höherer Obstverzehr).

Bleibt dennoch zu viel Wasser im Körper zurück, muss die Konzentration der Glukoselösung im Dialysat gesteigert werden. Dies ist wiederum mit einer höheren Energiezufuhr verbunden.

Sprechen Sie daher mit Ihrem Arzt die tägliche Trinkmenge ab, um so auf höhere Glukosekonzentrationen im Dialysat verzichten zu können. In der Folge könnte die Funktionstüchtigkeit des Bauchfells länger erhalten bleiben.

Kochsalz und Durst

Wenig zu trinken funktioniert nur, wenn wenig Kochsalz (Natrium) aufgenommen wird. Dies gilt sowohl bei Bauchfell- als auch bei Hämodialyse-Behandlung.

Mehr als 6 g Kochsalz pro Tag sollten nicht konsumiert werden.

Wasserlösliche Vitamine

Eine ausreichende Zufuhr wasserlöslicher Vitamine ist in der Regel durch eine ausgewogene Ernährung gewährleistet. Wenn keine Kaliumeinschränkung besteht, sollte das Essen nährstoffschonend zubereitet werden.

Die Einnahme von wasserlöslichen Vitaminen sollte mit dem Arzt abgesprochen werden.

Bekömmlichkeit und Portionsgröße

Achten Sie auf kleinere Portionen, um einem Völlegefühl vorzubeugen.

Entscheiden Sie sich für bekömmliche Speisen, evtl. ohne Kohlgemüse, Zwiebeln, rohe Gurke, Lauch, stark gebratene Speisen und kohlensäurehaltige Getränke.

Ernährung bei Diabetes mellitus

Ist eine Nierenfunktionsstörung weit fortgeschritten, wird grundsätzlich die rechtzeitige Umstellung auf ein Nierenersatzverfahren empfohlen. Bei einer diabetischen Stoffwechsellage ist dies besonders wichtig, da hier noch weitere Stoffwechselvorgänge im Körper direkt betroffen sind.

Bei einer diabetischen Stoffwechsellage treten die bisherigen Ernährungsregeln einer Diabeteskost (Deutsche Diabetes-Gesellschaft) in den Hintergrund.

An erster Stelle stehen die allgemeinen Ernährungsrichtlinien bei Dialysebehandlung.

Manchmal ist es schwierig, den richtigen Mittelweg zu finden.

Ich möchte darauf hinweisen, dass es immer wieder aufgrund von Unwissenheit zu einer fehlerhaften Ernährungsweise und infolgedessen zu einem erhöhten Phosphatspiegel kommt. Stellen Sie Ihre Ernährung deshalb erfolgreich um.

Um die Zusammenhänge besser zu verstehen, ist eine Diabetes-Schulung, auch als Auffrischung, zu empfehlen. Es werden immer wieder neue Kenntnisse vermittelt.

Ihr Arzt wird Ihnen helfen, ein Diabetes-Schulungszentrum zu finden.

Führen Sie Blutzucker-Selbstkontrollen durch.

Bleiben Sie außerdem in Bewegung.

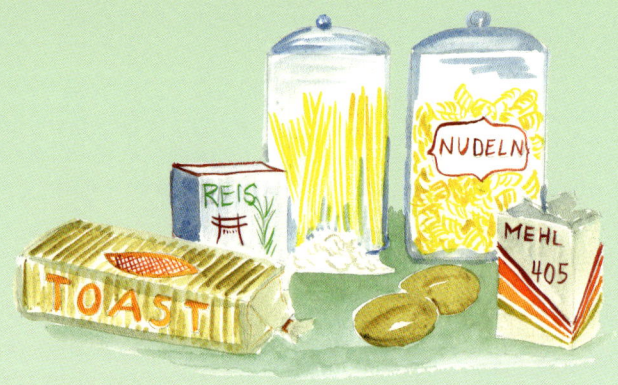

Wichtige Ernährungsprinzipien bei eingeschränkter Nierenfunktion mit Dialysebehandlung

Energiezufuhr
Auf eine ausreichende Energiezufuhr muss aufgrund veränderter Stoffwechselsituationen geachtet werden.

Eiweißbedarf
Der tägliche Eiweißbedarf liegt bei Hämodialyse-Behandlung bei ca. 1,2 g Eiweiß pro kg Sollgewicht. Bei Bauchfelldialyse-Behandlung ist er entsprechend höher.

Fettauswahl
Bevorzugen Sie hochwertige pflanzliche Fette (Raps-, Oliven-, Walnuss-, Lein-, Sonnenblumenöl) als Koch- und Streichfette.

Getreideprodukte

Wählen Sie Getreideprodukte aus, die nicht aus vollem Korn bestehen, da sie über einen hohen Phosphat- und Kaliumgehalt verfügen.

In der Regel muss die tägliche Phosphatzufuhr eingeschränkt werden. Dies gilt fast immer auch für Kalium.

Helles Weizenmehl, Type 405 und 550, ist die Basis für Brot, Brötchen, auch Weizen-Mischbrot (geringer Roggenanteil), Zwieback, Matzen, süße Backwaren. Das Mehl eignet sich ebenfalls zur Zubereitung verschiedener Speisen.

Ebenfalls geeignet sind helle Nudeln (mit oder ohne Ei), weißer Reis und daraus hergestellter Puffreis, Cornflakes, Grieß, Couscous, Semmelbrösel, Semmelknödel, Blätterteigpastetchen etc.

Der Verzehr von Vollkorn- und Roggenbrot sowie größere Mengen Knäckebrot sollte auf ein Minimum reduziert werden (max. eine Scheibe pro Tag). Dazu zählen auch Müsliflocken.

Ungeeignet sind dementsprechend Vollkornnudeln, Naturreis, Grünkern, Weizen u. a. Vollgetreideprodukte.

Bevorzugen Sie Weizen-Mischbrot anstelle von reinem Roggenbrot. Die Menge der täglichen Ballaststoffzufuhr tritt in den Hintergrund.

Obst, Gemüse, Kartoffeln

Bei einer eingeschränkten Kalium- und Flüssigkeitszufuhr ist die Obstmenge (frisch oder gekocht) auf etwa 150 bis 250 g pro Tag zu begrenzen.

Das gleiche gilt für Gemüse, einschließlich Salat.

Bei notwendiger kaliumarmer Ernährung sollte kaliumarmes Obst und Gemüse bevorzugt werden. Kaliumreiches Obst (Gemüse) kann wahlweise zu Beginn der Dialyse-Behandlung verzehrt werden.

Bei Kartoffeln ist der hohe Kaliumgehalt zu beachten.

Hülsenfrüchte, Nüsse, Samen, Mandeln

Sind reich an Phosphat und Kalium und daher ungeeignet.

Milch, Milchprodukte

Milch, Joghurt, Milchspeiseeis u. ä. Produkte sind reich an Phosphat und Kalium. (Im Rahmen einer dialysegerechten Ernährung sind 100 g/Tag möglich.) Daher sollte auf ein Sahne-Wasser-Gemisch oder Alternativen wie Sojadrink oder -joghurt ohne zugesetztes Phosphat zurückgegriffen werden.

Zucker in verpackter Form

Täglich sind etwa 30–40 g Zucker erlaubt. Dieser sollte jedoch „verpackt" sein. Ungeeignet ist eine mit Zucker gesüßte Limonade.

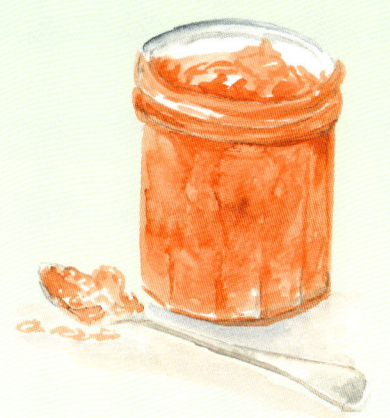

Möglichkeiten, Zucker zu „verpacken": Marmeladenbrot, ein Stück Kuchen, eine Eiskugel.

Selbstverständlich können Sie mit Süßstoff süßen. Der Einsatz von Fruchtzucker bringt keinen Vorteil.

Durst
Seien Sie sparsam im Verbrauch von Kochsalz bzw. verarbeiteten Lebensmitteln, denen Salz zugesetzt ist.

Achten Sie auf einen gut eingestellten Blutzucker, denn erhöhte Glukosewerte verursachen ebenfalls ein Durstgefühl.

Getränke
Richten Sie sich nach den allgemeinen Hinweisen. Beachten Sie die erlaubte Trinkmenge und eine mögliche Restausscheidung.

Genuss von Alkohol
Sprechen Sie mit Ihrem Arzt darüber. Achten Sie bei dem Getränk auf: Flüssigkeit, Kalium und Phosphat (Bier).

Denken Sie an die mögliche Gefahr einer Unterzuckerung.

Wasserlösliche Vitamine
Hiermit werden Sie bei Bedarf medizinisch versorgt.

Gastroparese
Aufgrund einer verzögerten Magenentleerung kann es zu Blutzuckerschwankungen und zu einer erschwerten Blutzuckereinstellung kommen (S. 48–49).

Wenden Sie sich an Ihren Arzt.

Die Not-BE
Sie muss immer dabei sein.
Bei einer dialysegerechten Not-BE muss zugleich auf den Flüssigkeits- und Kaliumgehalt geachtet werden.

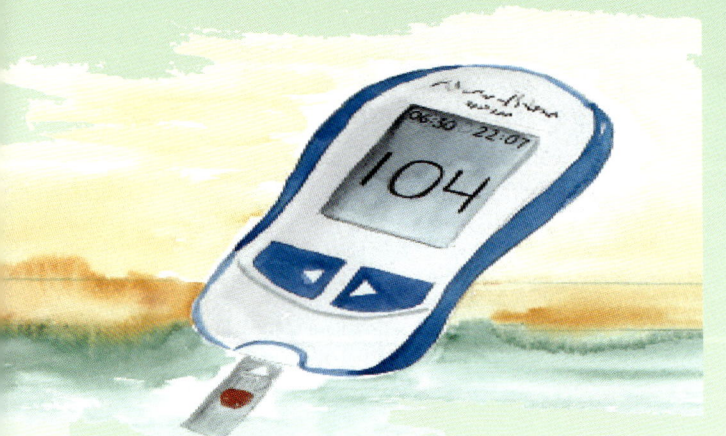

Beispiele für die „Not-BE":

Jubin (Gel)
1 Tube mit 40 g Zuckerlösung (2,6 BE, ausreichend für 1 Hypo).
    Vorteile: kaliumfrei, nur geringe Wassermenge.
Erhältlich in der Apotheke, kein Arzneimittel.

Dextro Energy Classic
1 Täfelchen (ca. 5,5 g KH, ½ BE)
    Vorteile: enthält kein Kalium, praktisch wasserfrei.
    Käuflich im Lebensmittelhandel, Drogeriemärkten und Apotheken.

Saftschorle
Die Kohlenhydrate aus verdünntem Fruchtsaft werden schnell resorbiert.
    100 g unverdünnter Saft (z. B. Apfel) enthält ca. 10–12 g KH (1 BE).
    Hierbei ist der Wasser- und Kaliumgehalt zu beachten.

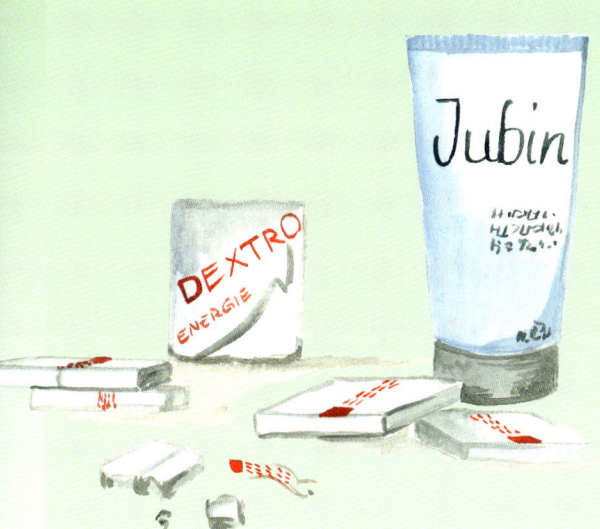

Diabetische Gastroparese

Insbesondere beim Diabetes kommt es häufig aufgrund einer Nervenfunktionsstörung zu einer aufgehobenen oder verminderten Beweglichkeit der Magenmuskulatur. Dies führt dazu, dass der Mageninhalt verzögert entleert wird (kann über Tage verlaufen).

stellt werden. Gleichzeitig muss der Kaliumspiegel überprüft werden.

Bei Blutzuckerwerten über 200 mg Glukose/dl kommt es ohnehin zu einer verzögerten Magenentleerung.

Verzichten Sie auf Nikotin und bleiben Sie in Bewegung.

Wie macht sich das Krankheitsbild bemerkbar?
Betroffene klagen mitunter über
- Sodbrennen, Aufstoßen, Übelkeit, Erbrechen, anhaltendes Völlegefühl, rasches Sättigungsgefühl und Bauchschmerzen nach der Nahrungsaufnahme
- Blutzuckerschwankungen: Durch die verzögerte Magenentleerung werden Kohlenhydrate ungeregelt vom Darm ins Blut aufgenommen. Hierbei kann es zu nicht immer überschaubaren Blutzuckerschwankungen, vor allem nach dem Essen, kommen. Der Blutzucker ist deswegen oftmals schwer einstellbar.

Medizinische Hilfe
Bei Bedarf wird Ihnen Ihr Arzt geeignete Medikamente zur Linderung Ihrer Beschwerden verschreiben, z. B. Metoclopramid, Motilin.

Der Blutzucker muss sorgfältig einge-

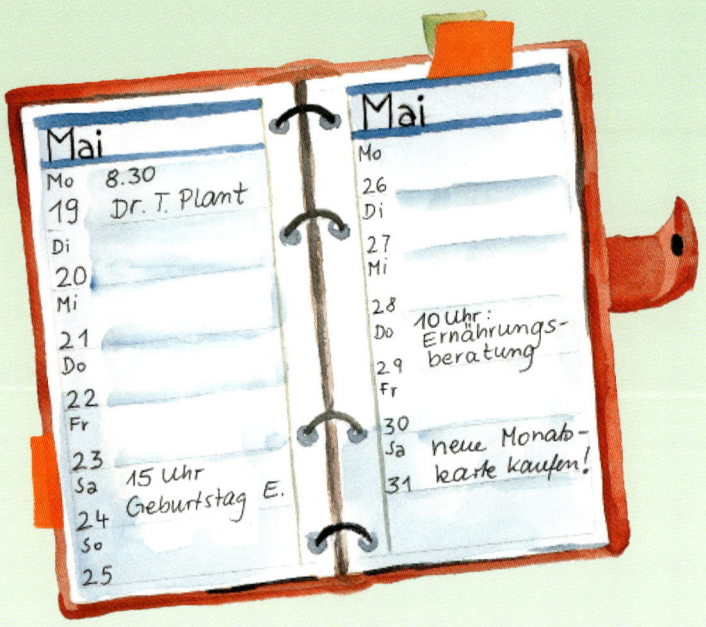

Ernährung

Durch verschiedene Maßnahmen können Sie auf Abhilfe hoffen. Sammeln Sie dabei Ihre eigenen Erfahrungen.

- Verzehren Sie statt drei großer fünf bis sechs kleinere Mahlzeiten.
- Sorgen Sie für abwechslungsreiches Essen.
- Vermeiden Sie besonders fettreiche Speisen und gleichzeitig schwerverdauliche Fette (Streichfett und zusätzlich fette Wurst auf dem Brot, Schmalzbrot, fettes Schweine- bzw. Hackfleisch, fette Soßen).
- Bevorzugen Sie leichtverdauliches Essen, z. B. gekochte Möhren (auch als Möhrensalat zubereitet), Blumenkohl, Prinzessbohnen, Wachsbohnen und Kartoffeln.
- Garen Sie die Lebensmittel durch (Gemüse, Obst, Reis, Nudeln).
- Meiden Sie Kohlgemüse (Weiß-, Rot-, Rosenkohl, Sauerkraut), rohe Gurke und Scharfgebratenes.
- Vermeiden Sie stark saure Speisen. Essen Sie zu Salaten ein kleines Stückchen Brot, zu Fruchtspeisen einen Keks oder Zwieback.
- Testen Sie die Verträglichkeit von Bohnenkaffee. Wenn Sie nur mal eine Tasse milden Bohnenkaffee trinken wollen, können Sie diesen mit Kaffeesahne abrunden und einen Keks dazu essen.
- Verzichten Sie auf kohlensäurehaltiges Mineralwasser.
- Kauen Sie gut.

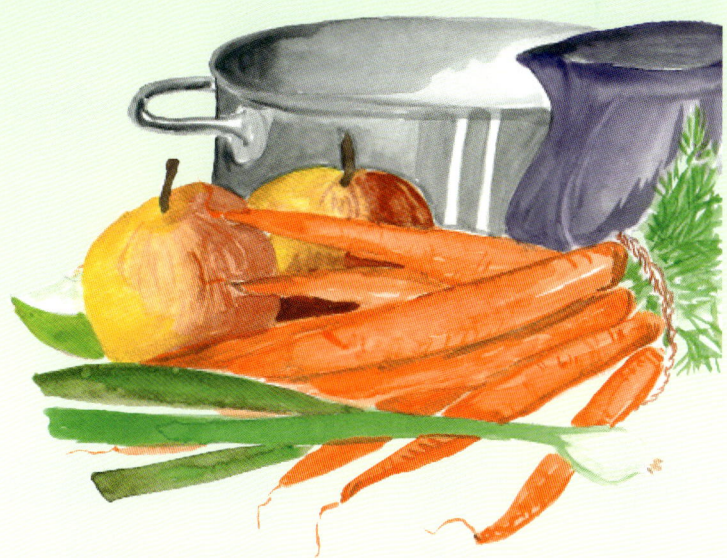

Zeitpunkt der Nahrungsaufnahme

Nach der Nahrungsaufnahme erfordern die Verdauungsprozesse eine verstärkte Durchblutung des Magen-Darm-Trakts. Dies hängt ganz wesentlich von der Art und der Menge der aufgenommenen Nahrung ab. Fehlt dem Körper jetzt das Blut an anderer Stelle, kann es zu Kopfschmerzen, Schwindelgefühl, Übelkeit und Erbrechen kommen.

Außerdem ist ein Abfall des Blutdrucks möglich. Eine Dialysebehandlung kann diese Symptome enorm verstärken.

So können Sie vorbeugen

Da jeder einzelne sehr unterschiedlich betroffen sein kann, müssen Sie selber feststellen, wie Sie reagieren.

Beachten Sie folgende Punkte:
- Verzehren Sie während der Dialysebehandlung nur kleine Portionen oder verzichten Sie notfalls ganz auf die Nahrungsaufnahme.
- Achten Sie auf eine leichtverdauliche Kost.
- Essen Sie keine besonders fettreichen Mahlzeiten.
- Nehmen Sie die Hauptmahlzeit im zeitlichen Abstand zur Dialysebehandlung ein.

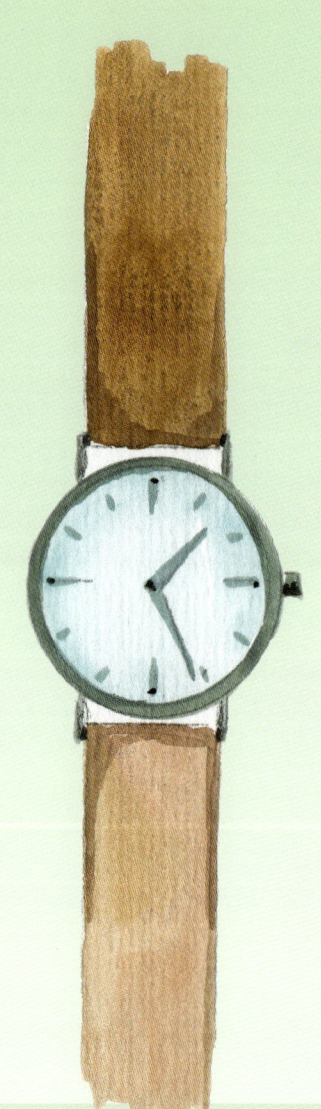

Vegetarische Ernährung

Unter einer vegetarischen Ernährung wird im Allgemeinen eine fleisch- und fischfreie Kost verstanden. Auf dem Speiseplan sind jedoch Eier, Milch, Milchprodukte und Käse zu finden.

Bei dieser Ernährungsform kann es für Dialysepatienten mitunter zu einer unzureichenden Eiweißversorgung kommen. Diese Tatsache kann zu Mangelerscheinungen führen.

Die übliche Ernährung mit Fleisch und Fisch

Der Verzehr von einer Portion Fleisch oder Fisch von Handtellergröße deckt zu etwa einem Drittel den täglichen Eiweißbedarf (24 g).

120 g Wurst, einschließlich Käse und Ei, decken zu etwa einem Viertel den täglichen Eiweißbedarf (ca. 18 g).

Tierische Lebensmittel	Portionsgröße in g	Eiweiß in g
Fleisch	120 (Rohgewicht)	24
Fisch	150 (Rohgewicht)	24

Gemischter Brotbelag	Portionsgröße in g	Eiweiß in g Portion	Gesamt
Schinken, gekocht	40	8	
Wurst	40	5	18
Speisequark	40	5	
Wahlweise auch Käse und Ei (Eiweißmengen siehe nachstehende Tabellen)			

Fehlende Eiweißmenge ergänzen

Versuchen Sie, mit Hilfe dieser Aufstellung bzw. weiterer Informationen im Kapitel „Eiweiß" den täglichen Eiweißbedarf zu decken. Beziehen Sie den Eiweißgehalt der Rezepte mit ein.

Weitere eiweißreiche pflanzliche Lebensmittel sind Hülsenfrüchte und Nüsse. Hierbei ist vor allem auf den Kalium- und Phosphatgehalt zu achten. Beachten Sie hierfür die entsprechenden Tabellen und Portionsgrößen.

VEGETARISCHE ERNÄHRUNG

Lebensmittel	Portionsgröße in g	Eiweiß in g
Schnittkäse	40	8
Weichkäse (Brie, Camembert)	40	8
Speisequark	40	5
Ei (hochwertiges Eiweiß) (1 St.)	50	7
Sojadrink (ohne Phosphatzusatz)	100	3
Tofu	70	9
Pflanzlicher Brotaufstrich	25	6
Brot (2 Scheiben)	100	7
Nudeln (ca. 120 g gegart)	50	7
Reis (ca. 150 g gegart)	50	4
Kartoffeln	140	3
Semmelknödel	150	11
Käsekuchen (1 Stück)	100	11
Rührteig (1 Stück)	70	5

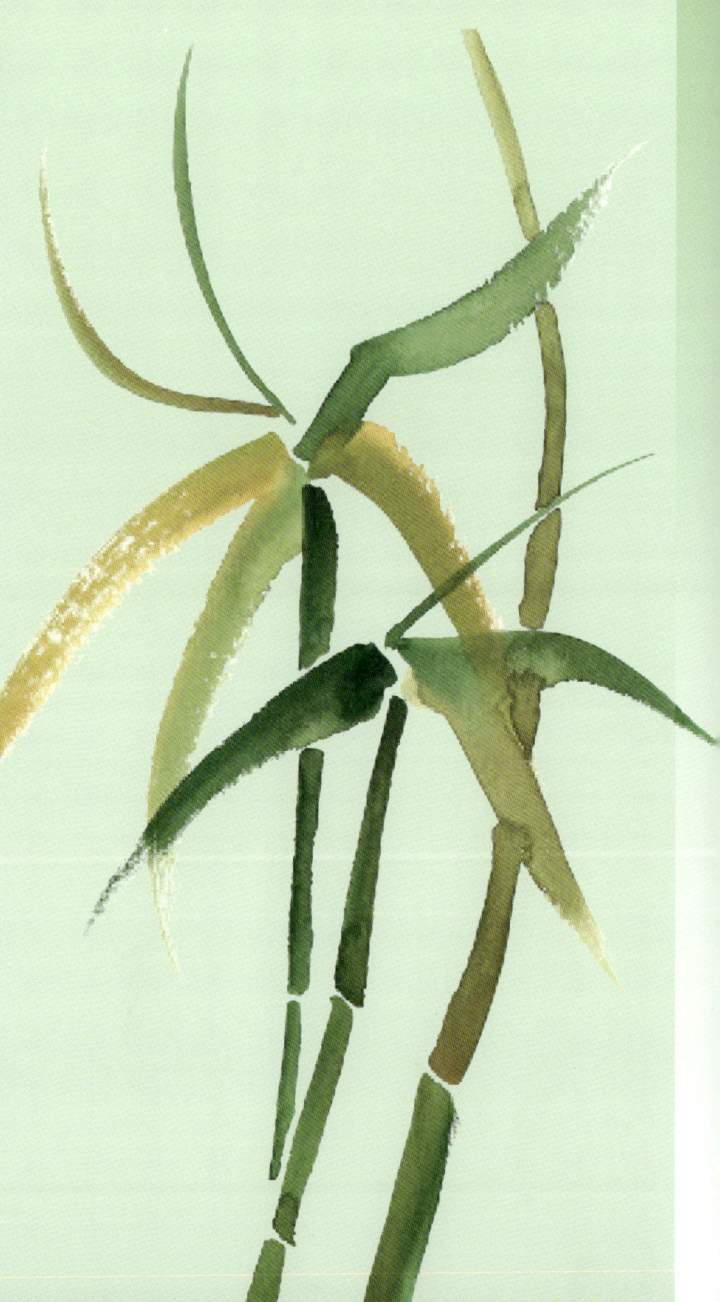

Energie- und eiweißreiche diätetische Lebensmittel

Die ausreichende tägliche Energie- und Eiweißzufuhr ist für Dialysepatienten besonders wichtig. Hierbei ist auch der obligatorische Eiweißverlust über das Dialysat einzubeziehen.

Was aber ist zu tun, wenn der tägliche Energie- und Eiweißbedarf über normale Lebensmittel nicht gedeckt werden kann?

Beispiele für die mögliche Anwendung energie- und eiweißreicher diätetischer Lebensmittel

- Bei Mangelernährung – Zeichen dafür können sein: ungewollter Gewichtsverlust, Untergewicht oder verminderter Eiweißgehalt im Blut
- Ernährung bei Bauchfelldialyse, insbesondere bei gleichzeitiger Bauchfellentzündung (hierbei geht vermehrt Eiweiß über das Bauchfell verloren)
- Bei Appetitmangel
- Vor und nach Operationen

Im Handel erhältlichen Produkte

Es besteht die Möglichkeit, die fehlende Energie- und Eiweißmenge durch spezielle Produkte zu ergänzen.

Sie sind über den Versand oder in Apotheken erhältlich.

In medizinisch notwendigen Fällen kann Ihr Arzt verordnungsfähige Spezialprodukte rezeptieren.

Zwei Angebotsformen mit Produktbeispielen:

1. Eiweißpulver zum Einrühren in die Speisen
Sie sind gleichzeitig phosphatarm.
- Diaprotein® (Dr. Steudle)
- Renapro® (RenaCare)

2. Trinknahrungen
Sie können getrunken oder zur Zubereitung verschiedener Speisen verwendet werden.

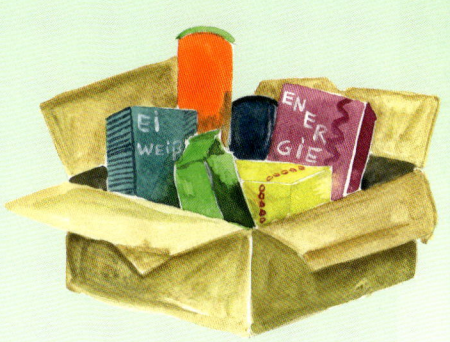

Die nachfolgenden Produktbeispiele sind reich an Energie (Fett, Kohlenhydrate) und Eiweiß. Sie enthalten zudem auch Vitamine, Mineralstoffe und Spurenelemente. Gleichzeitig verfügen sie über einen wünschenswerten geringen Gehalt an Phosphat, Kalium und Flüssigkeit.

- Nepro® HP (Abbott)
- Nepro® Drink Vanille (Abbott)
- Renilon® 7,5 (Nutricia)
- ReNutritioner Dialyse (B.Braun)
- restoric nephro intensiv® (vitasyn)
- restoric® nephro intraD (vitasyn)

Ernährung bei Zöliakie

Bei der Zöliakie handelt es sich um eine Autoimmunerkrankung. Sie beruht auf einer Unverträglichkeit von Gluten, einem Getreideeiweiß. Bei Kontakt mit der Dünndarmschleimhaut kommt es zur Rückbildung der Darmzotten. Infolgedessen ist eine ausreichende Nährstoffaufnahme über den Darm nicht mehr gewährleistet. Bei wiederholtem Kontakt mit Gluten ist eine bösartige Entartung nicht ausgeschlossen.

Was ist Gluten und wo ist es drin?
Gluten ist das Klebereiweiß im Getreide und sorgt für gute Back- und Kocheigenschaften.

> Gluten ist nur in bestimmten Getreidesorten enthalten:
>
> Weizen, Roggen, Tritikale, Gerste, Hafer, Grünkern und Dinkel.
>
> Dazu zählen auch alle Produkte, die aus diesen Getreidesorten hergestellt sind oder davon Zusätze enthalten.
>
> Hier einige Beispiele: alle Sorten Brot, Nudeln, Graupen, Grieß, Couscous, Polenta, Kritharaki, Müsliflocken, Weizenkeime, Cornflakes, Tütensuppen und -soßen, Malzkaffee und Bier.
>
> Mitunter auch in Backpulver, Gewürzmischungen, Wurstwaren, Instant-Tee etc.

Gluten muss kenntlich gemacht werden!
Auf der Zutatenliste verpackter käuflicher Lebensmittel finden Sie Hinweise, ob Gluten enthalten ist oder lebensmitteltechnologisch zugesetzt wurde.

Studieren Sie die Zutatenliste sehr genau („enthält Gluten", „kann Spuren von Gluten enthalten", mit „Weizenmehl")! Selbst Obst- und Gemüsekonserven etc. müssen überprüft werden.

„Kreis mit durchgestrichener Ähre"
Dieses Kennzeichen gibt Ihnen die Garantie, dass das spezielle diätetische Lebensmittelerzeugnis, z. B. Backwaren und Nudeln, garantiert glutenfrei ist.

> **Wichtige Ernährungsziele**
> Betroffene Dialysepatienten sollten eine fachkundige Diätberatung aufsuchen, um ihre Ernährung optimal zu gestalten und einer möglichen Fehlernährung vorzubeugen:
> 1. Die Ernährung muss lebenslänglich glutenfrei sein!
> 2. Die Ernährungsprinzipien einer dialysegerechten Ernährung müssen in Einklang gebracht werden.

Der tägliche Eiweißbedarf
Dialysepatienten müssen täglich auf eine ausreichende Eiweißzufuhr achten: bei Hämodialyse 1,2 g Eiweiß pro kg Sollgewicht bzw. bei Bauchfelldialyse entsprechend 1,2–1,5 g Eiweiß pro kg Sollgewicht.

Getreide – Backwaren – Nudeln

Anstelle normaler getreide- und somit glutenhaltiger Produkte wie Brot, Kleingebäck und Nudeln gibt es im Handel spezielle glutenfreie Produkte zu kaufen. Dazu gehören ebenfalls Brot, Kleingebäck, Reiswaffeln, Nudeln, Pizzateig und sehr viel mehr, siehe Kennzeichnung.

Fehlendes Eiweiß muss ersetzt werden

Die genannten normalen (glutenhaltigen) Lebensmittel enthalten vergleichsweise mehr Eiweiß als die alternativen glutenfreien Produkte. Daraus resultiert eine verminderte Eiweißzufuhr von ca. 8–10 g pro Tag.
Diese fehlende Eiweißmenge muss ausgeglichen werden.

- Eine Menge von 8–10 g Eiweiß entspricht
    - ca. 50 g Fleisch bzw. Fisch (Rohgewicht)
    - 50 g Schnitt- oder Weichkäse
    - 1 1/2 Eiern
    - 70 g Quark
    - 100 g Tofu
    - Sojadrink (100 g enthalten ca. 3 g Eiweiß) (ohne Phosphatzusatz)
    - Ggfs. können diätetische eiweißreiche Produkte, speziell für Dialysepatienten hergestellt, zum Einsatz kommen (Arzt).

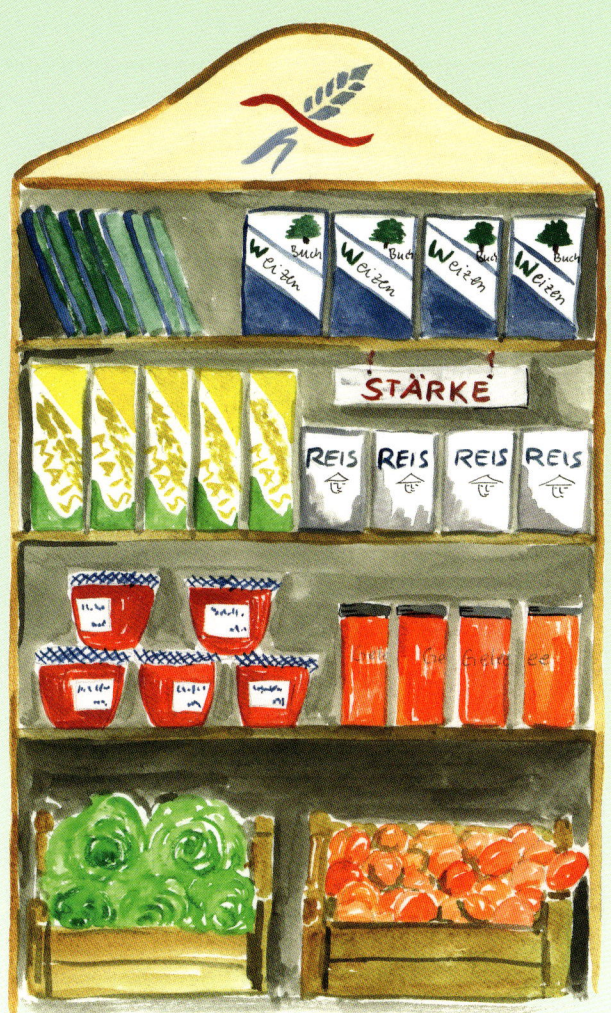

Kalium und Phosphat in glutenfreien Backwaren

1. Geeignete glutenfreie Stärke- bzw. Backmehle sind:
Mais-, Reis- und Kartoffelstärke sowie Reismehl (aus geschältem Reis). Sie sind nahezu frei von Kalium und Phosphat.

    Tipp: Wenn Sie Ihre Brote und Kuchen selber backen, dann können Sie die verschiedenen glutenfreien Mehlsorten miteinander mischen.

2. Weitere Alternativen zum Getreide sind:
Mais-, Soja- und Reismehl aus dem vollen Korn, Buchweizen-Vollmehl, Hirse, Amaranth und Quinoa.
Diese Produkte enthalten jedoch beachtliche Mengen an Kalium und Phosphat. Das gilt auch für daraus hergestellte Erzeugnisse, z. B. glutenfreies Brot und Kleingebäck, Müsliflocken (einschließlich der häufig zugesetzten Schokolade, Trockenfrüchte, Nüsse und Mandeln).

    Beobachten Sie Ihre Laborwerte für Kalium und Phosphat nach dem Verzehr bestimmter glutenfreier Produkte und finden Sie die für Sie geeigneten Getreide-Alternativen bzw. fertigen Produkte heraus.

3. Angaben über den Kalium- und Phosphatgehalt von Fertig-Erzeugnissen liegen selten vor, so dass Sie nur über die Auswahl der Zutaten abschätzen können, ob das Produkt geeignet ist oder nicht.
Lesen Sie daher die Zutatenliste sorgfältig durch und handeln Sie nach Ihrem Gefühl. Die Zutat, die am meisten vorhanden ist, steht zuerst; es folgt eine absteigende Reihenfolge.

Hersteller glutenfreier Lebensmittel
Inzwischen gibt es in nahezu jedem Lebensmittelgeschäft spezielle glutenfreie Lebensmittel zu kaufen.

    Spezialisierte Firmen für glutenfreie Backwaren und andere glutenfreie Erzeugnisse sind u. a.:

    Dr. Schär, Glutano, Hammermühle, MetaX und Poensgen.

    Setzen Sie sich bei Bedarf mit den Herstellern in Verbindung und tragen Sie Ihre Wünsche vor.

Mitgliedschaft lohnt sich
Die Deutsche Zöliakie-Gesellschaft ist ein wichtiger Ansprechpartner für Betroffene, die Hilfe suchen.

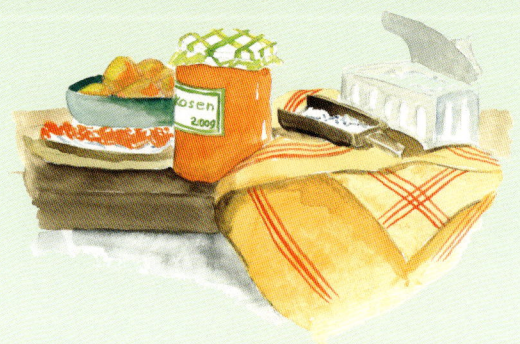

Tageskostplan (Beispiel)

Der vorliegende Tageskostplan dient als allgemeine Vorlage.

Lebensmittel	Portions-größe in g	Kalium/ in Punkten	Phosphat/ in Punkten
Frühstück			
Bohnenkaffee	150	1	0,2
Kaffeesahne	15	0,2	0,2
Wasserbrötchen (1 Stück)	50	1	1
Weizen-Toastbrot (2 Scheiben)	50	1	1
Butter oder Margarine (1 EL)	20	0,2	0,2
Erdbeerkonfitüre (2 EL)	50	1	0,2
Speisequark	40	1	1
Birne, roh	100	1	0,2
Gesamt		**6,4**	**4**

Lebensmittel	Portions-größe in g	Kalium/ in Punkten	Phosphat/ in Punkten
Mittagessen			
Mineralwasser, natriumarm	150	0,2	0,2
Fleisch oder Fisch (Rohgewicht) oder 2 Eier	120	5	5
Öl zum Braten (1 EL)	8		
Gemüse: Möhren, Chinakohl, Weißkraut, Frühlingszwiebeln (roh bzw. gekocht)	100–150	3	1
Langkornreis, parboiled, roh	70	1	1
Kopfsalat	50	1	1
Sahne (für Soße)	20	0,2	0,2
Frische Kräuter	5	0,2	0,2
Essig oder Zitronensaft, Pfeffer			
Dessert: Pfirsichkompott	100	1	0,2
Gesamt		**11,6**	**8,8**

TAGESKOSTPLAN (MODELL)

Lebensmittel	Portionsgröße in g	Kalium/ in Punkten	Phosphat/ in Punkten
Kaffeezeit			
Schwarzer oder Kräutertee	150	0,2	0,2
Hefe-Apfel-Kuchen	1 Stück	3	1
Gesamt		**3,2**	**1,2**
Abendessen			
Kräutertee	150	0,2	0,2
Weizen-Mischbrot	50	1	1
Vollkornbrot (1 kl. Scheibe)	30	1	1
Margarine	20	0,2	0,2
Butterkäse	40	1	3
Gekochter Schinken (ohne Phosphatzusatz)	40	1	1
Frische Gurke	100	1	1
Salatöl (oder 20 g Sahne)	3		
Dill (Kräuter, s. Mittagessen)			
Essig oder Zitronensaft, Pfeffer			
Gesamt		**5,4**	**7,4**
Zusätzlich			
Mineralwasser, natriumarm	150	0,2	0,2

Energie- und Nährwertgehalt:

kcal:	2.170
Eiweiß:	80 g
Fett:	90 g
Kohlenhydrate:	250 g
Kaliumpunkte:	26,8 (ca. 2.010 mg Kalium)
Phosphatpunkte:	21,6 (ca. 1.080 mg Phosphor)
Kalzium:	650 mg
Ballaststoffe:	23 g

Reine Trinkflüssigkeit bei fehlender Restausscheidung: 500–800 ml
In den festen Speisen aller Mahlzeiten ist ca. 1 Liter Wasser enthalten.

Der Speisezettel

In diesem Kapitel bekommen Sie verschiedene Vorschläge einer dialysegerechten Ernährung, aber auch Gegenüberstellungen.

Hierbei ist nur der Kalium- und Phosphatgehalt berücksichtigt.

Die Portionsgrößen sind den Tabellen entnommen.

Wenn es sich bei den Vorschlägen um eine Mischung verschiedener Lebensmittel handelt, z. B. Brotbelag wie Käse, gekochter Schinken und Ei oder verschiedenartige Gemüse, so muss die Gesamtmenge als Portion zugrundegelegt werden.

Der Kaliumgehalt lässt sich auf verschiedene Art und Weise beeinflussen: durch die Lebensmittelauswahl, die Portionsgrößen sowie durch bestimmte küchentechnische Maßnahmen.

Der Phosphatgehalt ist nur über die Lebensmittelauswahl und die Portionsgröße steuerbar. Meiden Sie phosphathaltige Zusatzstoffe.

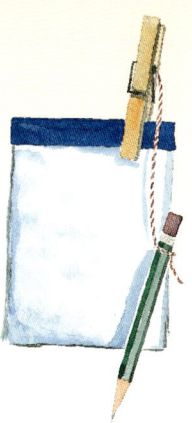

Vorschläge	Punkte	
Heiß- und Kaltverpflegung	Kalium	Phosphat
1) Hähnchenschnitzel, Nudeln, Salat		
Hähnchenschnitzel oder 1 kleiner Hahnenschenkel	5	5
Bandnudeln	1	1
Grüner Salat	1	1
mit Essig-Öl-Soße	0,2	0,2
2) Königsberger Klopse, Reis, Rote-Bete-Salat		
Königsberger Klopse, 3–4 EL Soße	3	5
Reis	1	1
Rote-Bete-Salat	3	1
Essig-Öl-Soße	0,2	0,2
3) Gebratenes Fischfilet, Kräuter-Kartoffelpüree, Gurkensalat		
Fischfilet, Bratfett, Zitronenecke	3	5
Kräuter-Kartoffelpüree	3	1
Gurkensalat	1	1
Saure-Sahne-Soße	1	1

Vorschläge	Punkte	
Heiß- und Kaltverpflegung	Kalium	Phosphat
4) Fischragout mit Kapernsoße, Chinakohlgemüse, Kurkumareis		
Fischragout, 3–4 EL Kapernsoße	3	5
Chinakohlgemüse	3	1
weißer Reis	1	1
5) Gulasch, Wirsinggemüse, Semmelknödel		
Gulasch	5	5
Wirsing- oder Bohnengemüse	3	1
Semmelknödel	3	1
6) Rührei mit Schnittlauch, Blumenkohl und Kartoffelpüree		
Rührei	2x 1	2x 3
Schnittlauch	0,2	0,2
Blumenkohl	3	1
Kartoffelpüree	3	1
7) Chicoréeauflauf mit Nudeln		
Chicorée oder Lauchgemüse	1	1
Gekochter Schinken	1	1
Wenig Soße mit Sojadrink, Mehl	1	0,2
Butterkäse zum Überbacken	1	3
Nudeln oder Couscous	1	1

Vorschläge	Punkte	
Heiß- und Kaltverpflegung	Kalium	Phosphat
8) Schinkenbaguette		
Baguettebrötchen (+ Streichfett)	1	1
Gekochter Schinken (ohne Phosphatzusatz)	1	1
Kopfsalat, Radieschen- und Tomatenscheiben	1	1
9) Brötchen mit Mozzarella und Tomate		
Brötchen (+ Streichfett)	1	1
Mozzarella	1	3
Tomatenscheiben	3	1
10) Kartoffelsalat mit Ei		
Kartoffeln, gekocht	3	1
Radieschen, Gurke	1	1
Essig-Öl-Soße	0,2	0,2
1 gekochtes Ei	1	3
11) Nudelsalat mit Wienerle		
Nudeln	1	1
Gekochtes Gemüse	3	1
Saure-Sahne-Soße	1	1
100 g Wienerle (ohne Phosphatzusatz)	3	3

DER SPEISEZETTEL

Gegenüberstellungen	Punkte	
	Kalium	Phos-phat
Getränke		
Bohnenkaffee	1	0,2
Tee	0,2	0,2
Kaffeesahne oder Sahne	0,2	0,2
Milch, Milch-Ersatz, Alternativen zur Milch		
Milch	3	3
Sahne-Wasser-Gemisch	1	0,2
Sojadrink (ohne Phosphatzusatz)	1	0,2
Kuchen		
Tortenboden mit Pfirsichen	3	1
Nusskuchen	3	3

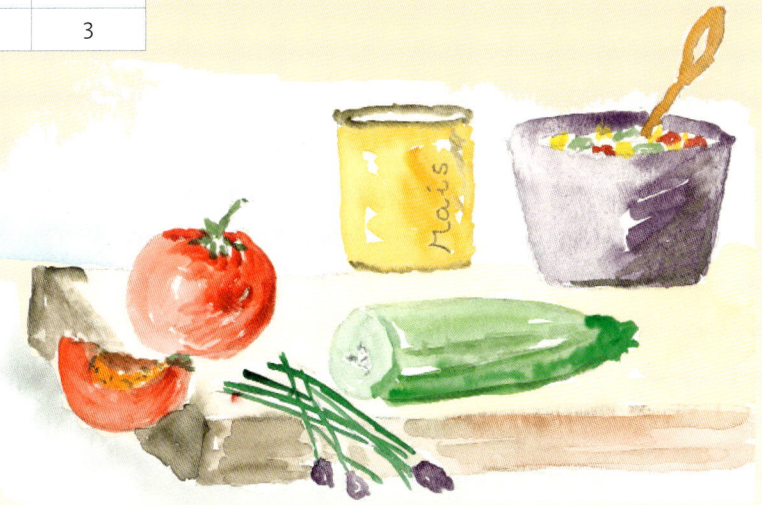

Essen im Dialysezentrum

In der Regel bieten ambulante Dialysezentren ihren Patienten etwas zu essen an, sei es in Form eines Frühstücks, einer Zwischen- oder warmen Hauptmahlzeit. Wahlweise werden die Hauptmahlzeiten frisch zubereitet oder als Tiefkühlkost angeboten. Einige Patienten bringen sich etwas zu essen mit.

> Immer müssen die Schwerpunkte der Ernährung berücksichtigt werden.

Flüssigkeit – Getränkeauswahl

Getränke, die während der Dialyse verabreicht werden, zählen zur täglich vereinbarten Flüssigkeitsgesamtmenge hinzu. Wählen Sie kleine Kaffeetassen bzw. Trinkgläser aus.

Auch das vom Zentrum angebotene bzw. selbst mitgebrachte Obst oder Gemüse zählt als Flüssigkeit. Jeweils 100 g (eine kleine Handvoll) entsprechen nahezu 100 ml Flüssigkeit.

Alle Kaffeesorten sind kaliumreich. Tees sind, mit Ausnahme von Brennnesseltee, kaliumarm.

Der Natriumgehalt von Mineralwasser sollte max. 20 mg pro Liter (natriumarm) enthalten, unabhängig vom Kohlensäuregehalt.

Auf zuckerhaltige Limonaden soll verzichtet werden. Geeignet sind mit Süßstoff gesüßte Light-Getränke. Bei Saftschorlen ist der jeweilige Kaliumgehalt der Fruchtsorte zu beachten. Mischungsverhältnis: eins (Saftanteil) zu vier.

Durstlöschend ist Zitronenwasser, Pfefferminz- oder Salbeitee.

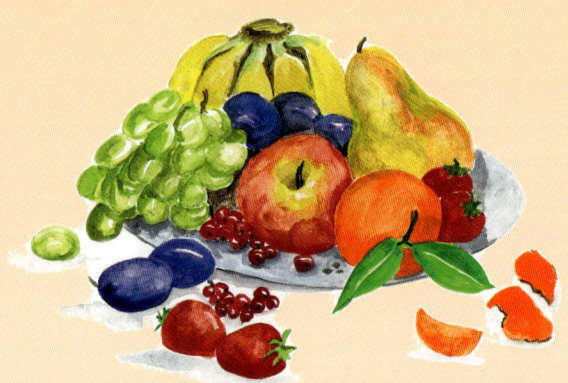

Milch ist kalium- und phosphatreich. Sie sollte nur in geringen Mengen angeboten werden, z. B. als kleine Zugabe für einen Milchkaffee oder in Form einer kleinen Portion Joghurt mit Früchten.

Alternativ stehen kalium- und phosphatarme Sahne bzw. Kaffeesahne und Milch-Ersatzprodukte zur Verfügung. Dosenmilch enthält zugesetztes Phosphat und sollte vermieden werden.

Kalium

Dialysepatienten weisen mitunter eine unterschiedlich hohe Kaliumtoleranz auf. Den Laborwerten entsprechend kann die Mahlzeit zusammengestellt werden.

Werden zu Beginn einer Dialysebehandlung kaliumreiche Speisen verzehrt, dann kann das Kalium noch während der Dialyse herausgewaschen werden.

Beachten Sie, dass eine fettreiche und schwerverdauliche Mahlzeit zu einer verzögerten Magenentleerung führt. Infolgedessen kommt es zu einem verspäteten Anstieg des Kaliumspiegels erst nach Beendigung der Dialyse.

Tiefkühl- und Fertigmenüs
Die Fleisch- bzw. Fischportion eines käuflichen Menüs entspricht den Vorstellungen einer dialysegerechten Ernährung. Regel: Die Phosphataufnahme ist stimmig, wenn das Menü ohne Phosphatzusatz ist und die Portionsgröße für Fleisch (90–120 g oder handtellergroß) bzw. Fisch (150 g) den Empfehlungen entspricht.

Es gibt Hersteller für Tiefkühlkost, die neben dem Kochsalzgehalt auch den Gehalt an Kalium und Phosphat pro Portion angeben (kann erfragt werden).

Häufig enthalten die Menüs kaliumarme Stärkebeilage wie Reis, Nudeln (Spätzle), Semmelknödel oder Pfannkuchen als Gericht.

Bei Kartoffeln ist mit Sicherheit von einem höheren Kaliumgehalt auszugehen. Hier könnten ein kaliumarmes Gemüse (siehe Gemüse-Tabelle) und gekochtes Fleisch für Ausgleich sorgen.

Brotauswahl
Empfehlenswerte phosphat- und kaliumarme Backwaren sind Weißbrötchen oder helle Brotsorten wie Hefehörnchen, Toast- und Weizen-Mischbrot und Zwieback.

Zu meiden bzw. zu minimieren ist das Angebot an Vollkornbrot sowie Vollkornprodukten, z. B. Müsli und Vollkornkekse. Nach dem Verzehr von reinem Roggenbrot (Sauerteigherstellung) ist häufig ein Phosphatanstieg zu beobachten.

Ungeeignet sind ebenfalls Laugenbrötchen, Salzgebäck bzw. entsprechende Knabbereien.

Streichfett
Butter ist beliebt und hat einen hohen Genusswert. Eine gesunde Alternative ist Margarine mit einem hohen Anteil an gesundem Oliven-, Raps- oder Leinöl.

Bei starkem Übergewicht ist ein sparsamer Umgang mit Fett angezeigt (gilt ebenso für fettreiche Wurst und fettreichen Käse).

Süßer Brotbelag
Alle Konfitüren, einschließlich Honig, sind in Maßen zu empfehlen. Pflaumenmus und Rübensirup sind aufgrund ihrer Konzentration besonders kaliumreich. Nuss-Nougat-Brotaufstrich ist gleichzeitig phosphatreich.

Wurst und gekochter Schinken enthalten wertvolles Eiweiß, jedoch auch mehr oder weniger viel Phosphat und Salz. Die Brötchenhälften sollten daher nicht zu üppig belegt werden.

Brühwurst, z. B. Lyoner, Mortadella, Jagd- und Bierwurst, sowie gekochter Schinken sollte ohne Phosphatzusatz ausgewählt werden. Studieren Sie die Zutatenliste auf der Verpackung oder fragen Sie Ihren Metzger. Im Handel gibt es ausreichend phosphatzusatzfreie Angebote.

Eier sind eine wertvolle Eiweißquelle. Eigelb ist phosphatreich. Ein Ei (Größe M) entspricht dem Phosphatgehalt einer 40-g-Wurst- oder Käseportion.

Käse ist eine gute Eiweiß- und Kalziumquelle. Der Kaliumgehalt ist niedrig. Im Gegensatz dazu ist der Phosphat- und Salzgehalt unterschiedlich hoch. Speisequark (Naturquark) ist ohne zugesetztes Salz, während körniger Frischkäse und Rahm-Frischkäse gering gesalzen sind. Mischen Sie frische Kräuter, etwas Paprika oder Tomate darunter und schmecken Sie mit Pfeffer ab.

Geeignet sind auch diverse Schnitt- und Weichkäse wie Butterkäse, junger Gouda, Camembert und Brie und Mozzarella.

Meiden Sie besonders phosphatreichen Hartkäse, z. B. Lindenberger, Bergkäse und Emmentaler.

Sauermilchkäse (Harzer Roller), Feta und Roquefortkäse sind zu stark gesalzen und somit ungeeignet. Salzärmere Varianten sind Bavaria blue und Cambozola. Beachten Sie hierzu den Rezeptteil „Käse".

Käse mit phosphathaltigem Schmelzsalz: E 339, E 340, E 341, E 450, E 451, E 452, sollte nicht angeboten werden, z. B. Toast-Käsescheiben und Kochkäse.

Brotmahlzeiten mit Pfiff
Beachten Sie, dass Brot, Brötchen und pikanter Brotbelag bereits gesalzen sind. Servieren Sie Tomatenecken, Gurken- oder Radieschenscheiben zum Brot. Salzen Sie nicht nach. Ein Salatblatt sieht appetitanregend aus und hält das Brot saftig-frisch. Apfelscheiben ergänzen das Käsebrot. Garnieren Sie mit frischen Kräutern.

Bei Essiggemüse ist der höhere Salzgehalt zu beachten. Es kann zuvor in Wasser einlegt werden.

Obst und Gemüse als Frischkost
Saftig frisches Obst und Gemüse erfreut das Auge und regt den Appetit an. Neben dem Frischegeschmack werden auch wertvolle Vitamine und Ballaststoffe zugeführt.

Der Kalium- und Wassergehalt von Obst und Gemüse muss in jedem Falle berücksichtigt werden.

Liegen die Laborwerte für Kalium im grünen Bereich und steht der Wasserhaushalt in der Balance, dann können kleinere Portionen Frischobst wie Äpfel, Aprikosen, Bananen, Kirschen, Kiwi, Mandarinen, Pflaumen, Melone oder Weintrauben angeboten oder mitgebracht werden.

Wer mag, knabbert zwischendurch Radieschen, Möhren- oder Gurkenstifte.

Süße Backwaren und Kleingebäck

Geeignet sind Hefestückchen, Streuselkuchen, ungefüllte Berliner, Donuts, Zwieback, Kleingebäck ohne Phosphatzusätze, Erdbeer-Sahne-Rolle, Käse-Sahne-Torte.

Beim Einkauf von Keksen sollten Sie auf die Zutatenliste schauen. Auch wenn normales Backpulver verwendet wurde, so ist sein Gewichtsanteil gering und dadurch möglich. Ein Rezept für Buttergebackenes finden Sie im Rezeptteil.

Obstkuchen sind auf den Kalium- und Wassergehalt zu überprüfen.

Rührteige mit normalem Backpulver gebacken sind phosphatreich; mit Weinstein-Backpulver gebacken sind sie entsprechend kaliumreich.

„Globus Backpulver phosphatfrei, glutenfrei" empfiehlt sich anstelle von normalem bzw. Weinstein-Backpulver.

Backen Sie frische Waffeln bevorzugt mit Natron oder Hefe. Die Waffelbäckerei lässt zusätzlich wohltuende Düfte verströmen.

Ungeeignet sind „zuckersüße" Kuchen, da zu viel Süßes das Durstgefühl verstärkt.

Bei Nuss- und Schokoladenkuchen bzw. -torten muss der höhere Kalium- und Phosphatgehalt berücksichtigt werden. Das gilt auch für Marzipan.

Kuchen mit vielen Rosinen und Früchtebrot (Dörrobst) ist besonders kaliumreich und daher ungeeignet.

Naschereien als Durstmacher

Gummibärchen (einfache Qualität) sind kalium- und phosphatarm, jedoch zuckersüß.

Eiscreme sollte nur in kleinen Portionen angeboten werden, z. B. zu einer selbst gebackenen Waffel oder einer kleinen Portion Erdbeeren oder Cocktailfrüchte.

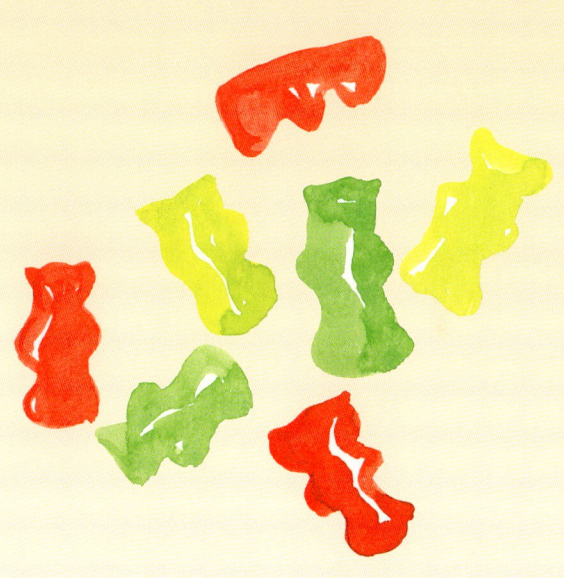

Frühstücken wie ein Kaiser

Mit einem guten Frühstück nehmen Sie wichtige Nährstoffe, z. B. Eiweiß, Vitamine und Mineralstoffe, auf. Fette und Kohlenhydrate sorgen für genügend Energiereserven.

Kaffee und Tee als morgendliche Muntermacher!
Beachten Sie den hohen Flüssigkeitsgehalt bei Getränken. Kaffee ist gleichzeitig kaliumreich. Tee, mit Ausnahme von Brennnesseltee, ist kaliumarm.

Brot und Brötchen
Auf die Auswahl kommt es an! Wie wäre es mit einer knusprigen Semmel, einem Milchbrötchen, Croissant oder Zwieback? Vielleicht wünschen Sie ein Baguettebrötchen oder Toastbrot?

Brotwaren, die aus dem vollen Getreidekorn gebacken sind, sowie Schokoladenbrötchen enthalten mehr Kalium und Phosphat als die zuvor genannten Produkte.

Knäckebrot darf in Ihrem Brotkorb zu finden sein, auch wenn es aus vollem Korn gebacken ist. Hiervon werden nur kleine Portionen verzehrt.

Der Salzgehalt in Brot und Brötchen ist beachtlich. Von salzreichen Laugenbrötchen, Laugengebäck und salzigen Kräckern ist gänzlich abzuraten.

Streichfett
Für viele Menschen ist ein Frühstücksbrötchen mit Butter ein besonderer Genuss. Das soll auch so sein! Die Fettqualität der Butter belastet jedoch die Blutfette. Achten Sie auf ein geeignetes Maß. Lesen Sie weiter im Kapitel „Koch- und Streichfett".

Süßer Brotbelag
Konfitüre und Honig erfreuen sich großer Beliebtheit. Genießen Sie die Vielfalt: Erdbeer-, Himbeer-, Hagebutten-, Sanddorn- und Orangenkonfitüre, Apfel- oder Quittengelee u. a.

Wer auf eine niedrige Kaliumzufuhr achten muss, sollte auf Pflaumenmus, Rübensirup und Dicksaft verzichten.

Ein Nuss-Nougat-Brotaufstrich hat Kalium und Phosphat geradezu gepachtet und ist bei erhöhten Laborwerten ungeeignet.

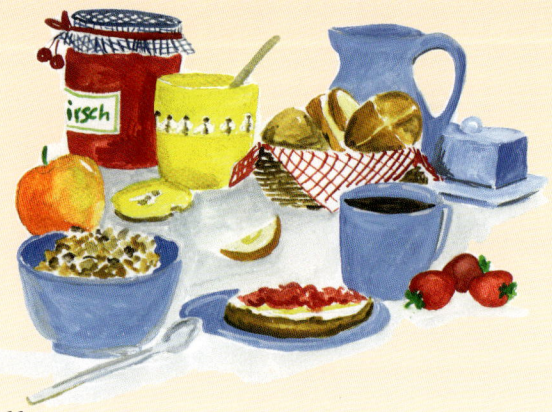

Herzhafter Brotbelag

Sorgen Sie für Abwechslung. Denken Sie daran, dass käuflicher Brotbelag (Käse, Wurst, Schinken) unterschiedlich stark gesalzen ist!

Der „gewöhnliche" Speisequark enthält kein zugesetztes Salz.

Frischkäse (alle Fettgehaltsstufen) und körniger Frischkäse sind nur leicht gesalzen.

Bevorzugen Sie Schnittkäse wie Butter- oder Goudakäse anstelle von phosphatreichem Hartkäse (Emmentaler, Bergkäse). Als Weichkäse sind Camembert und Brie, aber auch Mozzarella, zu nennen.

Käse mit phosphathaltigem Schmelzsalz

Dieser Käse ist in verschiedenen Angebotsformen im Handel und steht auf der „Verbotsliste"! Im Reformhaus, Naturkostladen und Lebensmittelhandel gibt es „Schmelzkäse" ohne phosphathaltige Zusatzstoffe zu kaufen.

Frühstückseier sind besonders wertvolle Eiweißlieferanten.

Sie können auch gehackte Eier mit selbst gemachtem Kräuterquark vermischen. Verzichten Sie auf die Zugabe von Kochsalz.

Beachten Sie den Cholesteringehalt von Eiern und verzichten Sie auf das tägliche Frühstücksei.

Wurst und Schinken

Wer herzhaften Brotbelag (auch zum Abendbrot) liebt, sollte gekochten Schinken, Fleisch in Aspik, Gemüsesülze, pflanzlichen Brotaufstrich, Leber- und Blutwurst bevorzugen.

Kaufen Sie Brühwurst ohne zugesetztes Phosphat, z. B. Mortadella, Lyoner, Jagdwurst und Wienerle. Auch gekochtem Schinken kann Phosphat zugesetzt sein.

Verzichten Sie auf den stark gesalzenen rohen Schinken. Lachsschinken ist in der Regel mild gesalzen.

Müsli mit Obst selber zusammenstellen

Auch wenn Sie auf eine verminderte Kaliumzufuhr achten müssen, können Sie frische Früchte wie Äpfel, Birnen, Erd- und Heidelbeeren auswählen. Geeignete Obstkonserven, ohne den Saftanteil, sind z. B. Ananas, Cocktailfrüchte, Mandarinen und Pfirsich (s. Obsttabelle). Das gilt auch für selbst eingekochtes Obst.

Zitronen- oder Limonensaft sollte zur geschmacklichen Verfeinerung nicht fehlen. Außerdem liefert er natürliches Vitamin C.

Müsliflocken bestehen aus dem vollen Korn. Hierbei ist der höhere Kalium- und Phosphatgehalt zu beachten. Das gilt auch für zugegebene Schokostückchen.

Ein möglicher Zusatz von Trockenfrüchten erhöht den Kaliumgehalt.

Reduzieren Sie den Anteil der Müsliflocken und ergänzen Sie das Müsli mit Cornflakes (Salzzusatz beachten), Honigpops oder Reispops und -flocken (aus weißem Reis hergestellt).

Milch verfügt über einen hohen Gehalt an Kalium und Phosphat. Sie lässt sich durch ein Sahne-Wasser-Gemisch, Soja-, Hafer- oder Sojadrink (ohne Phosphatzusatz) ersetzen. Im Lebensmittelhandel ist auch Sojajoghurt ohne Phosphatzusatz erhältlich. Probieren Sie auch phosphatzusatzfreie Bio-Produkte aus.

Zucker, Honig und ggf. Süßstoff sind zum Süßen geeignet. Verzichten Sie bei der Zugabe von gesüßten Obstkonserven auf die Zugabe von Zucker. Zu viel Zucker fördert das Durstgefühl.

Reisdrink schmeckt bereits süßlich (geben Sie etwas Sahne zum Abrunden hinzu).

Insgesamt wird über den Verzehr eines Müslis mehr Flüssigkeit aufgenommen als über eine „trockene" Brotmahlzeit.

Einladung zu einem Brunch

Diese Mahlzeit ist ein Mittelding zwischen einem Frühstück und einem Mittagessen. Neben den Zutaten eines übliches Frühstückes stehen kleine Gerichte auf dem Büffettisch, z. B. ein belegter Toast, Rührei, Früchte- oder Kräuterquark, verschiedene Salate, Radieschen und frische Gurke. Statt üblichem Wurstaufschnitt wird mitunter eine empfehlenswerte delikate Leberpastete serviert.

Von Suppe ist abzuraten. Sie ist reich an Salz und Flüssigkeit.

Ansonsten sind der Fantasie sind keine Grenzen gesetzt.

Halten Sie Ihr Ziel im Auge und bedienen Sie sich mit Maß. Genießen Sie alles rundherum!

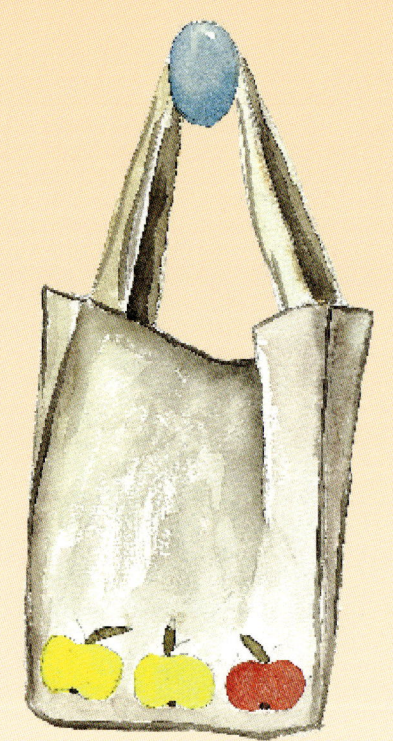

Hinweise zu den Tabellen und Punkten

Kalium und Phosphat

In den Tabellen finden Sie eine Aufstellung alltäglicher Lebensmittel in üblichen Portionsgrößen, siehe angegebene Mengen in Gramm.

Mit Hilfe der Ampelfarben sind die Lebensmittel nach ihrem Kalium- und Phosphatgehalt sortiert und entsprechenden Farbgruppen zugeordnet. Die Lebensmittel sind innerhalb einer Gruppe austauschbar.

Grüne, gelbe und rote Punkte

Wenn Sie auf eine reduzierte Kalium- bzw. Phosphatzufuhr achten müssen, sollten Sie bevorzugt Lebensmittel mit einem grünen oder gelben Punkt aussuchen.

Ausnahme: Einmal am Tag sind eine Portion Fleisch, Fisch oder alternativ zwei Eier angeraten, um genügend Eiweiß zu bekommen. Hierbei ist ein roter Phosphatpunkt nicht zu umgehen (s. auch Phosphatbinder).

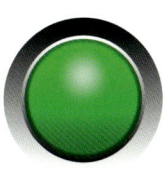
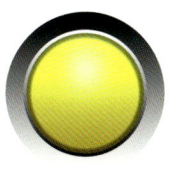

Rechnen mit Punkten statt Milligramm

Das Punktesystem umfasst fünf verschiedene Wertigkeiten für Kalium und Phosphat, gültig für jeweils eine Portion.

Punktbewertung pro Portion	mg pro Portion	
	Kalium	Phosphor
0,2	0–30	0–30
1	30–150	30–100
3	150–300	100–200
5	300–450	200–300
Durchkreuzte Punktangabe (nicht zu empfehlen)	Über 450	Über 300

Phosphat und Phosphor werden in diesem Zusammenhang als Synonyme betrachtet.

HINWEISE ZU DEN REZEPTEN

Hinweise zu den Tabellen und Punkten

Die kaliumarme Ernährung
entspricht im Allgemeinen 24–26 Kaliumpunkte pro Tag,
entsprechend 1.800–2.000 mg Kalium.

1 Kaliumpunkt entspricht 75 mg Kalium

Die phosphatarme Ernährung
sollte max. 24 Phosphatpunkte pro Tag nicht überschreiten,
entsprechend max. 1.200 mg Phosphor.

1 Phosphatpunkt entspricht 50 mg Phosphor

In Einzelfällen kann die tägliche Kaliumzufuhr etwa 1.500 mg (20 Kaliumpunkte) betragen. Es können auch bis zu 2.300 mg Kalium möglich sein (30 Kaliumpunkte).

Hinweise zu den Rezepten

Das Essen muss lecker schmecken
Wer sich auskennt, hat die beste Chance auf ein abwechslungsreiches Essen und erfüllt die diätetischen Anforderungen am besten.

Alle Rezepte sind dialysegerecht zusammengestellt. Sie enthalten viele frische und weitgehend unverarbeitete Lebensmittelzutaten wie Fleisch, Fisch und Gemüse, Kräuter, Kartoffeln, Obst, Reis, Nudeln etc.

Auch Lieblingsgerichte sollten ihren Platz finden
Die Rezepte in diesem Buch lassen sich nach Ihrem persönlichen Geschmack verändern. Mit Hilfe der Tabellen können Sie Lebensmittel untereinander austauschen, z. B. Möhren gegen grüne Bohnen.

Essbarer Anteil
Die Zutaten beziehen sich immer auf den verzehrbaren Anteil. Das bedeutet, dass die Lebensmittel bereits gewaschen, geputzt, geschält, entstielt und entkernt sind.

Der Inhalt von Konserven bezieht sich auf das Abtropfgewicht.

Beim Fleisch handelt es sich um den reinen Fleischanteil, ohne Knochen. In der Regel handelt es sich beim Fleisch um das Rohgewicht bzw. um grätenfreien Frischfisch.

Statt frischer Kräuter können Sie auch getrocknete Kräuter verwenden. Hierbei ist von einer geringeren Menge auszugehen.

Gar- und Backzeiten

Die Garzeit ist von der gewählten Temperatur und Portionsgröße abhängig. Das gilt auch für Aufläufe und Backwaren, die im Backofen zubereitet werden. Hierbei spielen zusätzlich die eingesetzten Backformen bzw. das verwendete Gargeschirr eine Rolle.

Portionsgrößen

Wiegen Sie zu Beginn Ihrer Ernährungsumstellung die gewünschten Lebensmittel ab. Wenn Sie Ihr Augenmaß im Laufe der Zeit geschult haben, können weitgehend auf einen Messbecher und eine Küchenwaage verzichten.

Nährwertangaben

Alle Rezepte verfügen über vollständige Nährwertangaben. Nicht angegeben ist der Flüssigkeitsgehalt. Hierzu bekommen Sie Hilfestellung im Kapitel „Flüssigkeit".

Die Nährwerte beziehen sich immer auf den essbaren Anteil. Daher sind die Zutaten in Gramm (evtl. ml) angegeben sind.

Bei den Nährwerten sind bestimmte Empfehlungen wie „Tipps", oder „Dazu schmecken", „Dazu", nicht erfasst.

Energie- und Eiweißbedarf

Mit Hilfe der Nährwertangaben können Sie einen Überblick über die tägliche Energiezufuhr und Eiweißaufnahme bekommen.

Phosphat

Durch das Einhalten der Portionsgrößen, z. B. bei Fleisch, Fisch, Käse, Wurst und Eiern, lässt sich die tägliche Phosphatzufuhr sehr gut regulieren.

Wählen Sie Getreideprodukte aus hellem Mehl aus. Ersetzen Sie Milch durch ein Sahne-Wasser-Gemisch oder Milch-Ersatz.

Verzichten Sie auf Nüsse und Samen.

Wählen Sie Lebensmittel ohne phosphathaltige Zusatzstoffe aus oder kaufen Sie alternativ Bio-Lebensmittel ein.

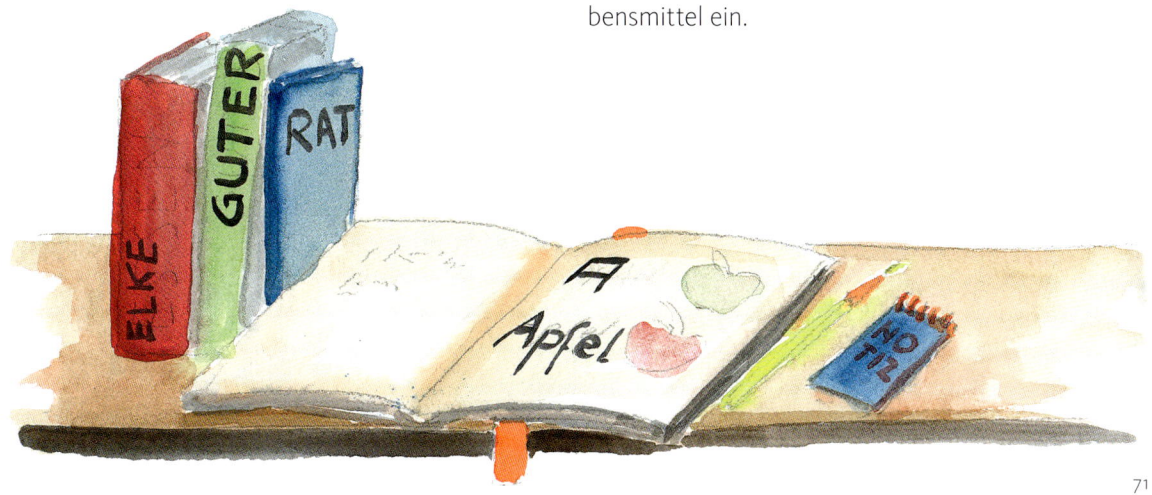

Kalium

In diesem Buch sind die Lebensmittelzutaten auf eine verminderte Kaliumzufuhr abgestimmt.

Die Kochanleitung beinhaltet in der Regel kaliumreduzierende Maßnahmen.

Hinweis: Wenn vom Arzt keine kaliumarme Kost angeordnet ist, entfallen die in den Rezepten empfohlenen kaliumreduzierenden Maßnahmen. Außerdem können kaliumreichere Lebensmittel ausgewählt werden.

Merke: In der Frühphase der Dialysebehandlung besteht häufig eine höhere Kaliumtoleranz.

Flüssigkeit

Bei den Rezepten sind vorwiegend trockene Lebensmittel bzw. Speisen ausgewählt. Beachten Sie auch das Kapitel „Flüssigkeit".

Kochsalz

Die Kochrezepte sind weitgehend salzfrei gestaltet. Eine Ausnahme besteht z. B. beim Kochen von Kohlgemüse. Durch die Zugabe von einer kleinen Prise Salz wird Kohlgemüse besser gar und dadurch leichter bekömmlich.

Bei einigen Rezepten ist gekörnte Brühe (alternativ Brühwürfel) zugegeben. Hierbei ist der Salzgehalt mitberechnet.

> Die Verwendung von frischen Lebensmitteln, der Einsatz von Kräutern und reinen Gewürzen sowie entsprechende Gartechniken machen das Essen schmackhaft.

Bei einigen Rezepten lässt sich der Geschmack noch optimieren, wenn Sie z. B. kaliumarm zubereitetes Gemüse nach dem Garen noch einmal im Topf in wenig Fett schwenken.

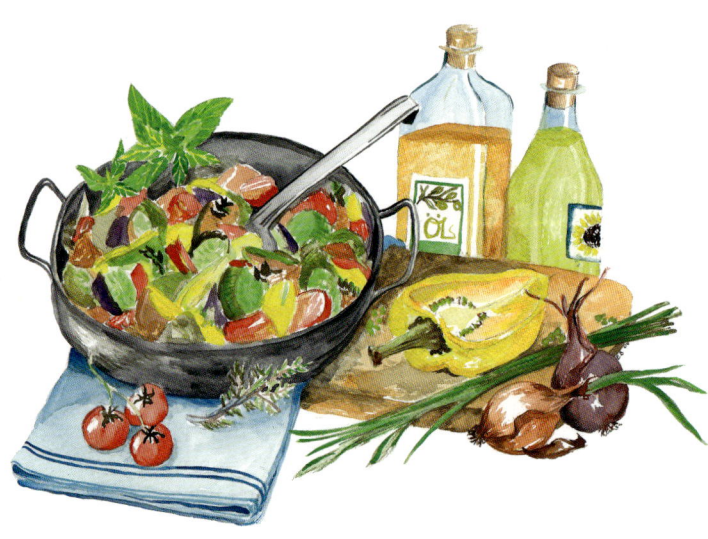

15 LEBENSMITTELTABELLEN

mit praktischen Tipps,
vielen leckeren Rezepten
und vollständigen Nährwertangaben

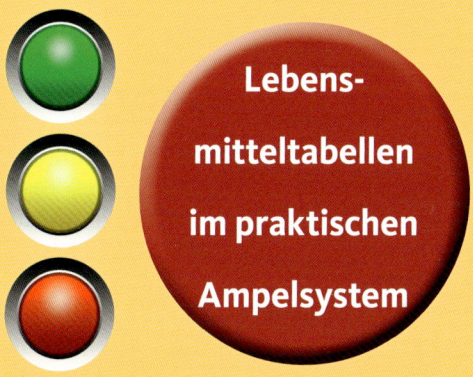

Fleisch, Fleischwaren

		Portion	Kalium	Phosphat
Klopse, Frikassee, Kochfleisch, Rippchen, Rouladen, Schmor-, Sauerbraten, Innereien (außer Leber)	ohne eigenen Saft, gekocht oder geschmort	120 g Rohgewicht	3	5
Schnitzel, Kotelett, Steak, Medaillons, Frikadelle, Hackfleisch, Mett, Tartar, Gulasch, Geschnetzeltes, gekochter Schinken, Fleischkäse (Leberkäse) (ohne Phosphatzusatz)	mit eigenem Saft, gebraten, gegrillt, frittiert, in Bratfolie, Römertopf	120 g Rohgewicht	5	5
Leber		120 g	5	✗

Wertvolle Tipps

Eiweiß
Fleisch – hierzu zählen auch Geflügel und Wild – und Fleischwaren sind eiweißreich und helfen, den täglichen Eiweißbedarf zu decken. Fleisch kann durch eiweißreiche Fisch- oder Eiergerichte ersetzt werden.

Portionsgröße
Eine Portion von 120 g Rohgewicht (handtellergroß) deckt zu etwa 1/3 den täglichen Eiweißbedarf. Beispiel: 120 g gebratenes Fleisch wiegt nach dem Garen nur noch 80–90 g.

Phosphat
Fleisch und Fleischwaren sind von Natur aus phosphatreich.

Durch Kochen und Braten lässt sich der Phosphatgehalt nicht verändern. Wählen Sie daher die richtigen Sorten aus und halten Sie die empfohlene Portionsgröße ein.

Verzichten Sie auf Produkte mit zugesetztem Phosphat, z. B. auf Fleischkäse und gekochten Schinken. Zu empfehlen sind auch Bio-Produkte.

Vermeiden Sie den Verzehr von Leber.

Kalium
Der Kaliumgehalt lässt sich durch Kochen bzw. Schmoren in ausreichender Menge Wasser um die Hälfte reduzieren. Hierbei muss die Flüssigkeit verworfen und die Soße separat zubereitet werden.

Kurzgebratenes, gegrilltes, frittiertes, in der Bratfolie oder im Römertopf gegartes Fleisch enthält den vollen Kaliumgehalt. Sie sollten es mit einer kaliumarmen Stärkebeilage bzw. mit kaliumarmem Gemüse oder Salat ergänzen.

Kochsalz

Bevorzugen Sie frisches, ungesalzenes Fleisch. Informieren Sie sich entsprechend bei Tiefkühlware.

Gesalzen sind: Mett, Bratwurst, Würstchen, eingelegtes Grillfleisch, Räucher- und Pökelwaren (z. B. gekochter Schinken, Kasseler), Fleischkäse und Fertigerzeugnisse (Metzgertheke, Fertigmenüs, Imbissstand, Essen außer Haus, Tiefkühl- oder Konservenware).

Flüssigkeit

Fleisch ist wasserarm. Beachten Sie jedoch die verzehrte Soßenmenge. Tipp: drei bis vier Esslöffel.

Besonderer Hinweis

So gelingt eine schmackhafte selbst zubereitete Soße: Verwenden Sie reine Gewürze und möglichst frische Kräuter. Zwei Beispiele: gebratenes Steak mit Rosmarin oder Grillspieß mit Hähnchenbrust, Zwiebeln, Paprika, Zucchini und Ananas, dazu Olivenöl gewürzt mit Salbei, Pfeffer und Zitronenschale.

Lösen Sie nach dem Braten den Bratensatz in der Pfanne mit etwas heißem Wasser und binden Sie die Flüssigkeit mit wenig in kaltem Wasser angerührtem Weizenmehl.

Peppen Sie Soßen mit Crème fraîche (auch auf Pflanzenbasis erhältlich), saurer Sahne, süßer Sahne oder Schmand auf. Durch Zugabe von Gewürzen, Essig, Zitronensaft und frischen Kräutern wird jede Soße zur „Nr. 1". Ein Blick über die Landesgrenzen hinweg lohnt sich, um die geschmackliche Vielfalt des Würzens zu erweitern. Fertiges Soßenpulver enthält Salz und mitunter auch zugesetztes Phosphat.

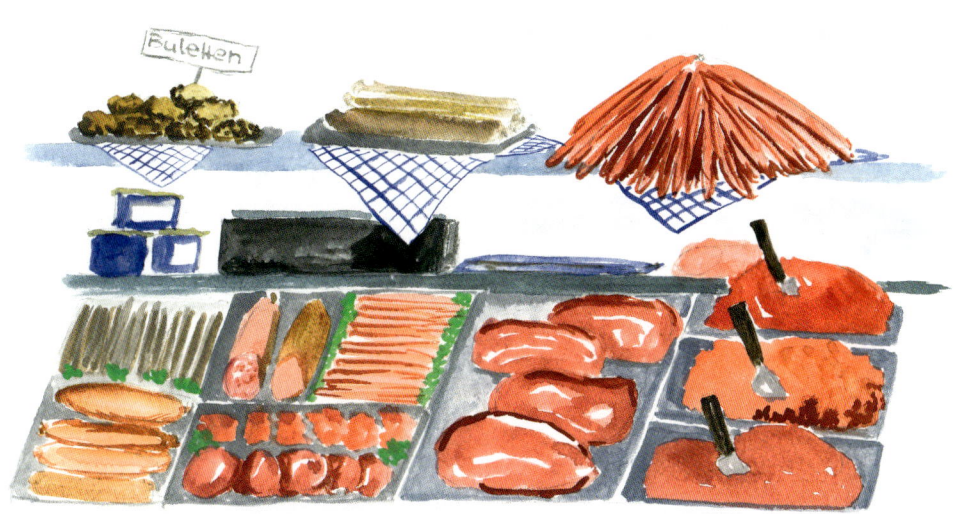

FLEISCH, FLEISCHWAREN

ZUTATEN FÜR 1 PORTION:
30 g rotschalige Äpfel
30 g gekochter Schinken (ohne Phosphatzusatz)
30 g Selleriesalat, Konserve, abgetropft
20 g Romanasalat

Für die Salatsoße:
40 g saure Sahne
3 g Zwiebeln
5 g Zitronensaft
Pfeffer

Zum Garnieren:
1 g Kresse

NÄHRWERTE FÜR 1 PORTION:
kcal:	110
Eiweiß:	9 g
Fett:	5 g
Kohlenhydrate:	6 g
BE:	0,5
Ballaststoffe:	2 g
Cholesterin:	40 mg
Kochsalz:	1 g
Kalzium:	70 mg
Kaliumpunkte:	4
Phosphatpunkte:	2

Apfel-Schinken-Salat

Äpfel und Schinken in Streifen schneiden und mit dem Sellerie vermischen. Romanasalat zerpflücken und zugeben.

Salatsoße herstellen und mit den Salatzutaten vermischen.

Mit Kresse bestreuen und servieren.

 **Tipp**

Probieren Sie auch andere Gemüsesorten aus, z. B. gekochte Blumenkohlröschen oder Mais (Konserve). Dazu empfehle ich knuspriges Matzen-Brot.

Kalbsschnitzel
mit Mozzarella

Fleisch leicht klopfen. Tomaten und Mozzarella in Scheiben schneiden. Basilikumblättchen zupfen.

Butterschmalz in einer beschichteten Pfanne bei mittlerer Temperatur erhitzen. Das Schnitzel darin von jeder Seite ca. 3–5 Minuten braten. Das Fleisch herausnehmen und in eine flache Auflaufform legen. 3 Esslöffel heißes Wasser in die Pfanne geben, den Bratenansatz loskochen und über das Fleisch gießen.

Tomaten und Basilikum darauf verteilen. Mild würzen und mit Mozzarella belegen.

Die Form im vorgeheizten Backofen bei 180 °C ca. 12 Minuten überbacken.

 Tipp

Als Stärkebeilage eignen sich Reis oder Nudeln.

ZUTATEN FÜR 1 PORTION:
90 g Kalbsschnitzel (Keule)
8 g Butterschmalz
20 g Tomaten
20 g Mozzarella
3 g Basilikumblättchen
Pfeffer
Pizzagewürze

NÄHRWERTE FÜR 1 PORTION:

kcal:	210
Eiweiß:	23 g
Fett:	13 g
Kohlenhydrate:	1 g
BE:	0
Ballaststoffe:	0 g
Cholesterin:	110 mg
Kochsalz:	0,5 g
Kalzium:	110 mg
Kaliumpunkte:	5
Phosphatpunkte:	5

FLEISCH, FLEISCHWAREN

ZUTATEN FÜR 1 PORTION:
120 g Lammfilet
8 g Olivenöl
30 g Lauch (weißer Abschnitt)
30 g Karotten
20 g Frühlingszwiebeln
2 g Zucker
3 g Weizenmehl, Type 405
Pfeffer
Lorbeerblatt
1 Wacholderbeere
Thymianblättchen

NÄHRWERTE FÜR 1 PORTION:
kcal:	250
Eiweiß:	26 g
Fett:	12 g
Kohlenhydrate:	7 g
BE:	0,5
Ballaststoffe:	2 g
Cholesterin:	80 mg
Kochsalz:	0,3 g
Kalzium:	50 mg
Kaliumpunkte:	7
Phosphatpunkte:	4,5

 Tipp

Schmeckt auch mit Curry und Koriandergrün.

Die Topfgriffe müssen backofenfest sein.

Dazu: weißer Reis

Lamm-Topf
mit Gemüse

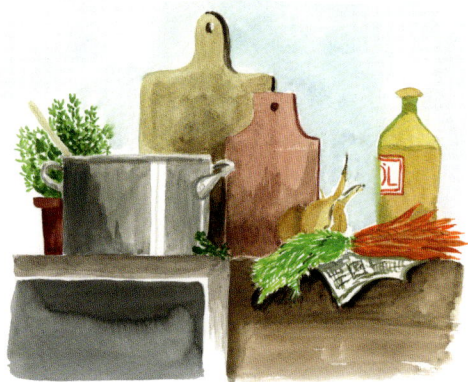

Olivenöl in einem kleinen Bräter erhitzen, das Lammfilet darin rundherum anbraten, aus dem Bräter nehmen und mit einem Messer in der Mitte teilen (Schrägschnitt).

Lauch und Karotten in 1–2 cm dicke Würfel schneiden. In einem Topf eine ausreichende Menge Wasser zum Kochen bringen und das Gemüse 5 Minuten schwach kochen lassen. Auf ein Sieb geben, mit kaltem Wasser abspülen und gut abtropfen lassen.

Frühlingszwiebeln in Stücke schneiden, zusammen mit dem blanchierten Gemüse in den Bräter geben und kurz erhitzen. Mit Zucker bestreuen und unter Wenden anbräunen (karamellisieren). Nunmehr mit dem Mehl bestäuben und leicht anbraten. Knapp 80 ml Wasser unter Rühren hinzufügen und aufkochen.

Mild pfeffern. Lorbeerblatt, angedrückte Wacholderbeere und gezupfte Thymianblättchen beigeben. Die beiden Filetstücke auf das Gemüse legen.

Den Topf mit geschlossenem Deckel bei 160 °C im vorgeheizten Ofen ca. 12 Minuten weitergaren.

FLEISCH, FLEISCHWAREN

Mini-Frikadellen

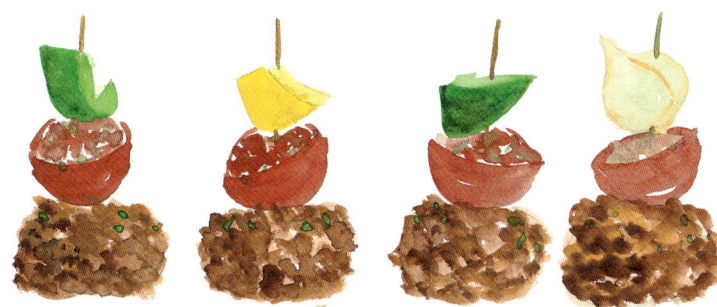

ZUTATEN FÜR 1 PORTION:
100 g Hackfleisch (halb und halb)
8 g Semmelbrösel
10 g Zwiebeln
10 g Ei (1/5 St.)
weißer Pfeffer
1 g Petersilie

Zum Ausbraten:
5 g Rapsöl

NÄHRWERTE FÜR 1 PORTION:

kcal:	350
Eiweiß:	22 g
Fett:	26 g
Kohlenhydrate:	7 g
BE:	0,5
Ballaststoffe:	1 g
Cholesterin:	100 mg
Kochsalz:	0,2 g
Kalzium:	20 mg
Kaliumpunkte:	4,5
Phosphatpunkte:	3,5

Zwiebeln und Petersilie fein hacken.

Alle Zutaten in eine Schüssel geben, einen Esslöffel kaltes Wasser hinzufügen und gut vermengen.

Aus dem Hackfleischteig fünf kleine Bällchen formen.

Öl in einer beschichteten Pfanne erhitzen und die Frikadellen rundherum braten.

 Tipp

Zwiebeln und Petersilie geben den Frikadellen einen kräftigen Geschmack.

Wurst, Wurstwaren, Schinken

	Portion	Kalium	Phosphat
Blut-, Rot-, Zungenwurst, Leberpastete, Leberwurst, Pfälzer Saumagen, Schwartenmagen, Cervelatwurst, Mettwurst, Plockwurst, Salami, Teewurst, Bratenaufschnitt, Hackfleisch, gekochter Schinken (ohne Phosphatzusatz), Corned Beef, Sülzwurstaufschnitt, Gemüsesülze, pflanzlicher Brotaufstrich Dörrfleisch (durchwachsener Speck) Brühwürste (ohne Phosphatzusatz, s. Text): Bierschinken, Bierwurst, Fleischkäse, Fleischwurst, Geflügelwurst, Gelbwurst, Jagdwurst, Leberkäse, Lyoner, Mortadella	40 g	1	1
Brat- und Siedewürstchen (ohne Phosphatzusatz): Brat-, Grill-, Rindswürstchen, Nürnberger und Thüringer Würstchen, Bockwurst, Fleischwurst, Knackwurst, Weißwurst, Frankfurter und Wiener Würstchen	100 g	3	3

Wertvolle Tipps

Eiweiß

Der Verzehr von 100–120 g Wurst und Wurstwaren deckt zu etwa einem Fünftel den täglichen Eiweißbedarf.

Wurst und Wurstwaren können durch Eiweißträger wie Käse, Fisch (Salzgehalt beachten), Eier und pflanzlichen Brotaufstrich ergänzt oder ersetzt werden.

Portionsgröße

Je eine 40-g-Portion Wurst bzw. Sülzwurstaufschnitt enthalten ca. 5 g Eiweiß. 40 g gekochter Schinken und Bratenaufschnitt enthalten 8 g Eiweiß. In 100 g Würstchen sind ca. 13 g Eiweiß enthalten.

Durch die vorgeschlagene Portionsgröße werden in jedem Falle die Phosphat- und Kaliumzufuhr sowie die Kochsalzmenge in Grenzen gehalten.

Phosphat

Wurst und Wurstwaren enthalten bereits von Natur aus Phosphat. Brühwürsten, z. T. auch gekochtem Schinken, werden häufig bei ihrer Herstellung Phosphate als Stabilisatoren zugesetzt, siehe Zutatenliste oder Hinweisschilder. Die Zugabe ist deklarationspflichtig: E 450, E 451, E 452.

Zu den Brühwürsten zählen z. B. Bierschinken, Lyoner, Mortadella, Jagdwurst, Würstchen wie Bratwurst, Bockwurst, Frankfurter, Wiener und Weißwürste.

Heutzutage werden auch Brühwürste, Fleischkäse sowie gekochter Schinken ohne zugesetztes Phosphat angeboten. Fragen Sie bei Ihrem Einkauf danach oder kaufen Sie Bio-Ware.

Zu Wurst und Wurstwaren ohne zugesetztes Phosphat zählen Kochwürste wie Blut- und Leberwurst, Presssack, aber auch Corned Beef, Sülzwurstaufschnitt und frische Bratwurst.

Sülzwurstaufschnitt und einfache Blutwurst (Rotwurst) enthalten insgesamt weniger Phosphat.

Der Phosphatgehalt von pflanzlichem Brotaufstrich entspricht in etwa dem der Wurst. Er ist auf Hefebasis hergestellt. Durch die empfohlene Portionsgröße wird auch die damit verbundene Phosphataufnahme reguliert.

Kalium

Der Kaliumgehalt liegt etwa doppelt so hoch wie bei Käse. Die Kaliumzufuhr wird über die Portionsgrößen reguliert. Beachten Sie, dass bei fertig gekauftem natriumarmen Brotaufstrich Kochsalz-Ersatz (Kaliumchlorid) zugesetzt sein kann.

Kochsalz

Fertig gekaufter Brotbelag ist in der Regel gesalzen. Verzichten Sie auf stark gesalzene Ware wie rohen Schinken, Cervelatwurst, Salami, Mettwurst, Mettendchen, Teewurst. Lachsschinken ist in der Regel geringer gesalzen. Verlassen Sie sich auf Ihren Geschmackssinn.

Im Unterschied zu Mett ist frisches Hackfleisch ungesalzen.

Flüssigkeit

Ohne Bedeutung.

Besonderer Hinweis

Selbst hergestellter salzloser kalter Braten: Nehmen Sie frisches Bratenfleisch oder frische Geflügelbrust. Bereiten Sie eine Gewürzmischung aus getrockneten Kräutern, reinen Gewürzen und Öl zu. Ergänzen Sie evtl. Honig oder geriebene Zitronenschale. Reiben Sie das Fleisch damit ein und lassen Sie es eine Weile zugedeckt im Kühlschrank durchziehen. Braten oder grillen Sie das Fleisch und lassen Sie es abkühlen. Schneiden Sie das Fleisch kalt auf. Es schmeckt sehr delikat zum Brot.

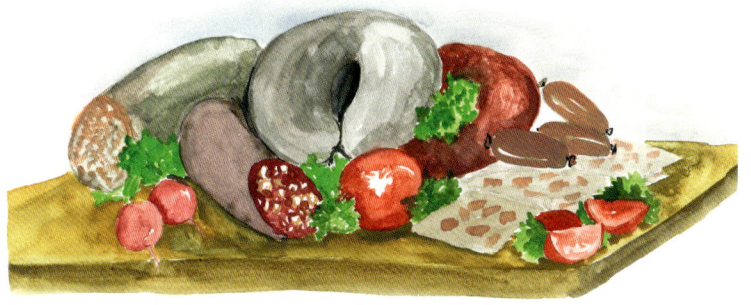

ZUTATEN FÜR 1 PORTION:

80 g Schinken in Aspik, 0,5 cm dicke Scheibe

Für die Remouladensoße:
10 g Salatmayonnaise
30 g saure Sahne
2 g Senf
20 g Cornichons
1 g Kapern
weißer Pfeffer
Paprika, edelsüß
1 g Petersilie
1 g Schnittlauch

NÄHRWERTE FÜR 1 PORTION:

kcal:	260
Eiweiß:	13 g
Fett:	22 g
Kohlenhydrate:	2 g
BE:	0
Ballaststoffe:	0 g
Cholesterin:	80 mg
Kochsalz:	1,5 g
Kalzium:	30 mg
Kaliumpunkte:	2
Phosphatpunkte:	2

Fleisch in Aspik

mit Remouladensoße

Cornichons und Kapern sehr fein schneiden. Petersilie hacken. Schnittlauch in feine Röllchen schneiden.

Alle Zutaten miteinander verrühren und kühl stellen.

Die Remouladensoße zusammen mit der Sülze servieren.

 Tipp

Als Beilage eignen sich aus gekochten Kartoffeln hergestellte Bratkartoffeln oder Brot.

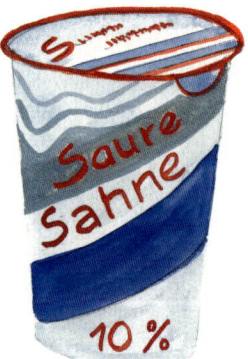

Graupeneintopf
mit Bratwurstklößchen

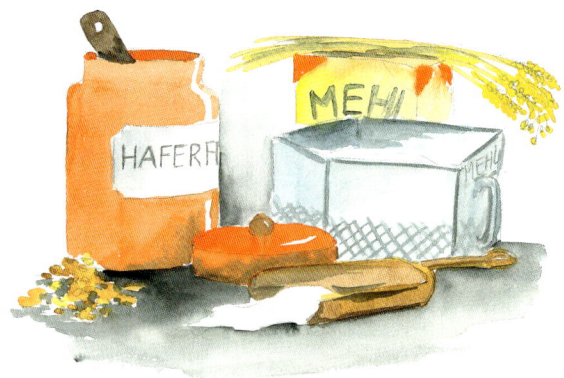

ZUTATEN FÜR 1 PORTION:

25 g Perlgraupen
30 g Zwiebeln
5 g Rapsöl
ca. 150 ml Wasser
1 g gekörnte Gemüsebrühe
Lorbeerblatt
30 g Lauch
50 g Paprika, bunt
wenig Liebstöckel (Maggikraut)
Pfeffer

Für die Bratwurstklößchen:
40 g ungebrühte Bratwurst, fein
(ohne Phosphatzusatz)

Zwiebeln fein würfeln und zusammen mit den Graupen in heißem Öl andünsten. Wasser, gekörnte Gemüsebrühe und Lorbeerblatt zugeben.

Lauch und Paprika in Streifen schneiden. Beides in einer ausreichenden Wassermenge 4 Minuten kochen. Auf ein Sieb geben und mit kaltem Wasser abspülen. Gemüse zusammen mit dem Liebstöckel zu den Graupen geben und kurze Zeit mitgaren.

Bratwurstmasse aus einem Ende des Bratwurstdarmes herausdrücken, Klößchen formen, zum Graupengemüse geben und bei mittlerer Hitzezufuhr kurze Zeit mitgaren.

Mit Pfeffer abschmecken.

NÄHRWERTE FÜR 1 PORTION:

kcal:	280
Eiweiß:	10 g
Fett:	17 g
Kohlenhydrate:	22 g
BE:	1,5
Ballaststoffe:	4 g
Cholesterin:	30 mg
Kochsalz:	1,6 g
Kalzium:	50 mg
Kaliumpunkte:	5
Phosphatpunkte:	3,5

 Tipp

Graupen werden aus Gerste hergestellt.
Anstelle von Graupen eignen sich auch Reis, Nudeln oder Kartoffeln.

Wickelspießchen

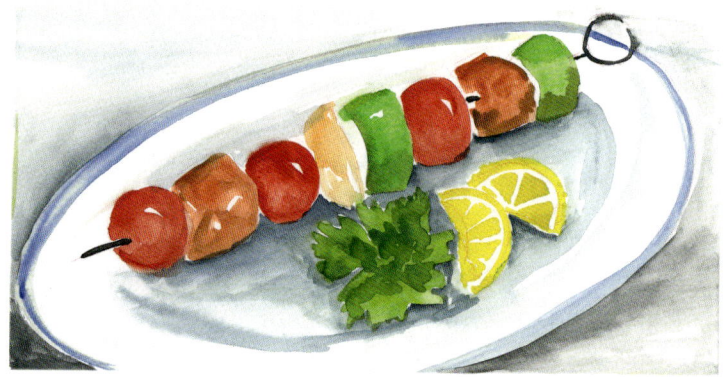

ZUTATEN FÜR 1 PORTION:
20 g Dörrfleisch, in Scheiben geschnitten
25 g kleine Zwiebeln
40 g Zucchini
40 g Paprika, bunt
15 g kleine Kirschtomaten
2 halbe Lorbeerblätter

Für die Kräuter-Marinade:
5 g Rapsöl
Thymian, getrocknet
Rosmarin, getrocknet
Pfeffer

AUSSERDEM:
2 Holz- oder Metallspieße

NÄHRWERTE FÜR 1 PORTION:

kcal:	200
Eiweiß:	3 g
Fett:	18 g
Kohlenhydrate:	4 g
BE:	0
Ballaststoffe:	3 g
Cholesterin:	15 mg
Kochsalz:	0,9 g
Kalzium:	30 mg
Kaliumpunkte:	3,5
Phosphatpunkte:	1

Zwiebeln, Zucchini und Paprika in längliche spießgerechte Stücke schneiden. Paprika in kochendem Wasser 4 Minuten blanchieren, kalt abspülen und trockentupfen.

Zucchini und Paprika mit dem Dörrfleisch umwickeln. Abwechselnd mit den Zwiebeln, Tomaten und halbierten Lorbeerblättern auf Spieße stecken.

Öl in eine Schüssel geben. Thymian zwischen den Finger rebeln, Rosmarinnadeln mit dem Messer feiner hacken. Alles miteinander verrühren und leicht pfeffern. Die Fleischspieße damit einpinseln und in eine Schüssel legen. Für 2 Stunden zugedeckt in den Kühlschrank stellen. Anschließend grillen oder in der Pfanne braten.

 **Tipp**

Dörrfleisch wird auch als durchwachsener Speck bezeichnet.

Dazu schmeckt Stockbrot aus selbst gemachtem Hefeteig.

Wurstsalat
mit Gemüse

Wurst in Streifen schneiden. Gesamtes Gemüse klein schneiden und gleichzeitig in einer ausreichenden Menge Wasser garen. Auf ein Sieb geben, kurz mit kaltem Wasser abspülen und gut abtropfen lassen.

Salatsoße zubereiten und mit den Salatzutaten vermischen.

Petersilie fein hacken und unter die Salatzutaten mengen. Den Wurstsalat im Kühlschrank kurze Zeit durchziehen lassen und servieren.

 Tipp

Mischgemüse ist auch in Tiefkühl-Packungen erhältlich. Sollten Sie Konservengemüse verwenden, erhöht sich der Kochsalzgehalt.

ZUTATEN FÜR 1 PORTION:
30 g Brühwurst (ohne Phosphatzusatz), z. B. Mortadella
30 g Karotten
30 g Brech- oder Prinzessbohnen
30 g Sellerieknolle

Für die Salatsoße:
2 g Rapsöl
Kräuteressig
Pfeffer
1 g Petersilie

NÄHRWERTE FÜR 1 PORTION:
kcal:	150
Eiweiß:	5 g
Fett:	13 g
Kohlenhydrate:	4 g
BE:	0
Ballaststoffe:	3 g
Cholesterin:	30 mg
Kochsalz:	0,6 g
Kalzium:	60 mg
Kaliumpunkte:	3
Phosphatpunkte:	2

Fisch, Fischzubereitungen, Meeresfrüchte

		Portion	Kalium	Phosphat
Bismarckhering, Hering in Gelee, Heringsfilet in saurer Sahne, Heringssalat, Matjes, Rollmops, Fischkonserven (in Champignon-, Dill- oder Senfsoße statt Meerrettich- oder Tomatensoße), Tintenfisch		100 g	3	3
Aal (100 g) Hecht, Karpfen, Rotbarsch, Schellfisch, Schleie, Scholle, Seehecht, Seezunge, Steinbutt, Wels, Zander, Bratherring (100 g), Fischstäbchen (100 g)	gebraten, gegrillt, gedünstet, frittiert, gekocht	100 g Rohgewicht	3	5
	ohne Sud	150 g Rohgewicht		
Barsch, Flunder, Heilbutt, Kabeljau, Seelachs, Thunfisch	gebraten, gegrillt, gedünstet, frittiert	100 g Rohgewicht	5	5
	gekocht, ohne Sud	150 g Rohgewicht		
Forelle, grüner Hering, Lachs, Makrele, Sardelle		100 g	5	5
		150 g	5	✕
Krabben, Garnelen	in Konserven, ohne Flüssigkeit	100 g	1	3
Garnelen, Hummer, Krabben, Krebse, Miesmuscheln		100 g Rohgewicht	3	5

Wertvolle Tipps

Eiweiß
Fisch ist ein wichtiger Eiweißträger. Eine tägliche Portion von 150 g Rohgewicht deckt zu etwa einem Drittel den täglichen Eiweißbedarf.

Portionsgröße
In den Fischrezepten wird immer vom Rohgewicht (gilt auch für tiefgefrorenen Fisch) ausgegangen.

Nach dem Garen bleiben von einer Fischportion von 150 g Rohgewicht etwa 120 g gegartes Fischfleisch übrig. Dies entspricht der Größe eines Handtellers. Allerdings ist es in der Küche eher üblich, Fischfilet direkt in Portionen zu verarbeiten.

Phosphat
Auch hier ist, wie bei Fleisch, auf Phosphat besonders zu beachten.

Richten Sie sich nach der empfohlenen Portionsgröße. Der Phosphatgehalt lässt sich küchentechnisch nicht verändern. Ölsardinen sind besonders reich an Phosphat.

Kalium
Durch Blaukochen oder Garziehen von Fisch, z. B. Schellfisch oder Fischklößchen, verringert sich der Kaliumgehalt.

Beim Braten, Grillen, Frittieren oder Garen in der Bratfolie bzw. im Römertopf entsteht kein Kaliumverlust. Schaffen Sie Ausgleich durch eine kaliumarme Stärkebeilage, kaliumarmes Gemüse und kaliumarmen Salat. Fisch in Tomaten- und Meerrettichsoße sowie Ölsardinen sind besonders kaliumreich.

Kochsalz
Frischer Fisch sowie Meeresfrüchte sind ungesalzen. Achten Sie bei Tiefkühlfisch auf die Zutatenliste.

Zugesetztes Kochsalz enthält Räucherfisch wie Aal, Forelle, Lachs, Makrele und Heilbutt, aber auch Bratheringe, Feinkostsalate, Konservenware sowie Fertiggerichte, z. B. Fischstäbchen.

Der Salzgehalt von Matjes oder eingelegten Heringen, wie Bismarckhering oder Rollmops, lässt sich durch Einlegen in Wasser oder Milch vermindern.

In Öl eingelegte Seelachsschnitzel sind besonders salzreich. Verzehren Sie daher keine Fischbrötchen, die mit Lachsersatz belegt sind, und verzichten Sie auch auf eingelegte Sardellen und Sardellenpaste. Dies gilt auch für Kaviar.

Flüssigkeit
Der Wassergehalt von Fisch ist von sehr geringer Bedeutung. Wenn Sie zum Fisch eine Soße verzehren möchten, dann muss diese als Flüssigkeit angerechnet werden. Beschränken Sie die Verzehrmenge auf drei bis vier Esslöffel.

Besonderer Hinweis
Aufgrund seines zarten Bindegewebes ist Fischfleisch sehr schnell gar. Fettfische sind reich an wertvollen Omega-3-Fettsäuren. Seefisch ist ein guter Jodlieferant.

Servieren Sie zu gebratenem Fisch frische Zitrone. Für einen leckeren Fischsud nehmen Sie wahlweise Zwiebeln, etwas Wurzelgemüse, Lorbeer, Wacholder, ein kleines Thymiansträußchen und Zitronenscheiben. Dieser Sud eignet sich zum Blaukochen von Fischfilet oder zum Garziehen von Fischklößchen. Eine mediterrane Variante bekommen Sie durch die

FISCH, FISCHZUBEREITUNGEN, MEERESFRÜCHTE

Beigabe von Rosmarin oder Thymian, auch Schalotten oder Frühlingszwiebeln.

Helles Weizenmehl können Sie zum Binden einer Soße bzw. zur Herstellung einer Mehlschwitze verwenden. Runden Sie Soßen durch die Zugabe von Crème fraîche und etwas Zitronensaft ab.

Eine Dillsoße passt sehr gut zu Kochfisch.

Beschränken Sie den Fischverzehr nicht nur auf das Mittagessen. Sie können ebenfalls Fischsalate oder -aufläufe herstellen.

Fischragout
in Apfel-Curry-Soße

ZUTATEN FÜR 1 PORTION:
100 g Kabeljaufilet
5 g Zitronensaft

Für die Apfel-Curry-Soße:
20 g Zwiebeln
40 g Äpfel
10 g Margarine
Curry
10 g Crème fraîche, 30 % Fett
2 g Speisestärke

Zum Garnieren:
1 g Dillspitzen

Fischfilet in 6 Stücke schneiden. Mit Zitronensaft beträufeln. Zwiebeln und Äpfel in Würfel schneiden. Margarine in einer Pfanne zerlassen. Darin zuerst die Zwiebelwürfel glasig dünsten. Curry zugeben und mitdünsten (das Aroma entfaltet sich). Nunmehr Fisch und Äpfel hinzufügen und unter vorsichtigem Wenden braten.

Crème fraîche mit 3–4 Esslöffeln kaltem Wasser und der Speisestärke verrühren. Das Fischragout damit binden.

Dillspitzen hacken und über das Gericht streuen.

NÄHRWERTE FÜR 1 PORTION:
kcal:	210
Eiweiß:	18 g
Fett:	12 g
Kohlenhydrate:	8 g
BE:	0,5
Ballaststoffe:	1 g
Cholesterin:	30 mg
Kochsalz:	0,3 g
Kalzium:	30 mg
Kaliumpunkte:	6
Phosphatpunkte:	4

▶▶ **Tipp**

Dazu: Basmatireis (Duftreis) oder Bandnudeln

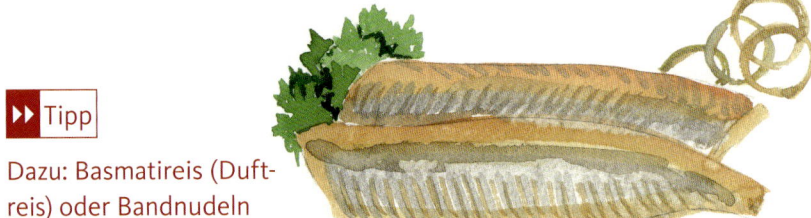

Fischauflauf
mit Senfcreme

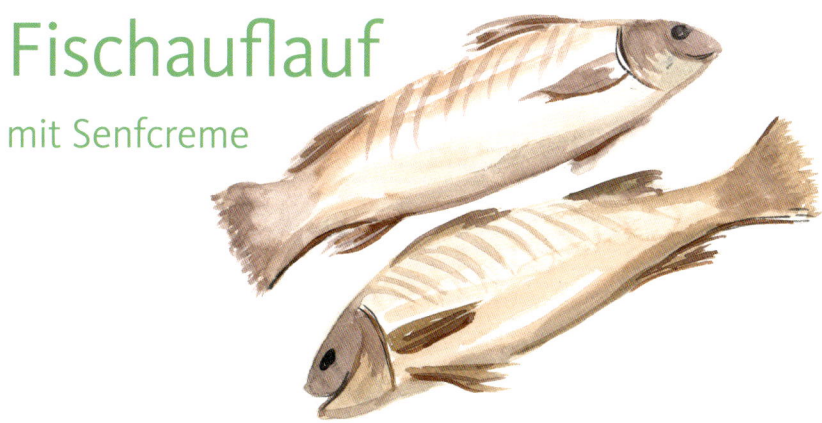

ZUTATEN FÜR 1 PORTION:
60 g Lauch
60 g Möhren
3 g Rapsöl
100 g Kabeljaufilet
5 g Zitronensaft
weißer Pfeffer

Für die Senfcreme:
40 g Crème fraîche, 30 % Fett
1 TL Gewürzsud (siehe Rezept Seite 156)
3 g Senf
5 g Weizenmehl, Type 405
1 kl. Prise Zucker

Lauch und Möhren in mundgerechte Stücke schneiden. In eine ausreichende Menge kochendes Wasser geben und 3 Minuten blanchieren. Anschließend auf ein Sieb geben, mit kaltem Wasser abspülen und gut abtropfen lassen. Öl in einer Kasserolle erhitzen und das Gemüse darin anschwitzen.

Fisch in 4–6 Stücke schneiden, mit Zitronensaft beträufeln und leicht pfeffern.

Gemüse in eine flache Auflaufform geben und den gesäuerten Fisch darauflegen.

Crème fraîche mit 1–2 Esslöffeln Wasser, dem Gewürzsud, Senf und Mehl verrühren und mit Zucker geschmacklich abrunden. Die Senfcreme über Fisch und Gemüse gießen.

In der Form mit Deckel im vorgeheizten Backofen bei 180 °C ca. 20–25 Minuten backen. Vor Ende der Backzeit den Deckel entnehmen, um einen Bräunungseffekt zu erreichen.

NÄHRWERTE FÜR 1 PORTION:

kcal:	270
Eiweiß:	21 g
Fett:	16 g
Kohlenhydrate:	10
BE:	0,5
Ballaststoffe:	4 g
Cholesterin:	70 mg
Kochsalz:	0,4 g
Kalzium:	110 mg
Kaliumpunkte:	8
Phosphatpunkte:	5,5

 Tipp

Dazu: Parboiled Reis, Couscous, Polenta oder Kartoffeln

Lachsgratin

mit buntem Gemüse

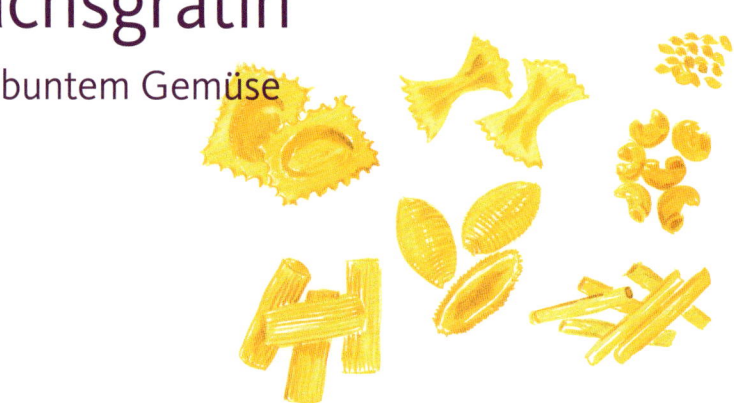

ZUTATEN FÜR 1 PORTION:
50 g Bandnudeln
80 g frisches Lachsfilet
5 g Zitronensaft
8 g Margarine
30 g Frühlingszwiebeln
30 g Champignons, Konserve
20 g Mais, Konserve
50 g Tomaten, Konserve, ungesalzen
30 g Frischkäse mit Kräutern, 60 % Fett
bunter Pfeffer

Zum Ausfetten der Auflaufform:
2 g Margarine

Zum Bestreuen:
1 g Dillspitzen

NÄHRWERTE FÜR 1 PORTION:
kcal:	540
Eiweiß:	28 g
Fett:	27 g
Kohlenhydrate:	45 g
BE:	3,5
Ballaststoffe:	4 g
Cholesterin:	60 mg
Kochsalz:	0,8 g
Kalzium:	80 mg
Kaliumpunkte:	8,5
Phosphatpunkte:	8

Bandnudeln nach Packungsvorschrift (ohne Salzzugabe) kochen und auf einem Sieb abtropfen lassen.

Lachs in breite Streifen schneiden und mit Zitronensaft beträufeln. Margarine in einer beschichteten Pfanne zerlassen und den Lachs darin rundherum braten. Aus der Pfanne nehmen und warm stellen.

Frühlingszwiebeln in 1 cm breite Röllchen schneiden. Zusammen mit den Champignons in die Pfanne geben und kurz andünsten. Mais und Tomatengemüse hinzufügen und erhitzen. Mit dem Kräuterfrischkäse abrunden und mit Pfeffer würzen.

Eine Auflaufform einfetten.

Nudeln, Lachsstückchen und Gemüsesoße in die Form schichten und bei 175 °C 12–15 Minuten überbacken.

Dill hacken und das Gericht damit bestreuen.

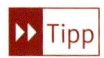 **Tipp**

Der Lachs lässt sich durch Kurzbratfleisch ersetzen.

Rotbarsch
in süß-saurer Soße

Rotbarsch in grobe Würfel schneiden, mit Zitronensaft säuern und in Stärkemehl wenden. Öl in einer beschichteten Pfanne erhitzen und die Fischwürfel bei mittlerer Hitzezufuhr goldgelb braten.

Tomatenketchup, Wasser und Sojasoße in einen Topf geben und unter Rühren kurz aufkochen. Tomatenpaprika und Silberzwiebeln (evtl. halbiert) hinzugeben und erhitzen. Wahlweise mit Essig abschmecken.

Den gebratenen Fisch in die Soße geben und darin erhitzen.

Mit gehackter Petersilie bestreuen.

 Tipp

Tomatenpaprika und Silberzwiebeln können Sie durch Mixed Pickles ersetzen.

Dazu: parboiled Langkornreis

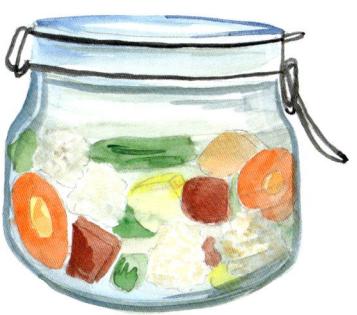

ZUTATEN FÜR 1 PORTION:
100 g Rotbarschfilet
5 g Zitronensaft
6 g Maisstärke
8 g Rapsöl

Für die süß-saure Soße:
10 g Tomatenketchup
3–4 EL Wasser
5 g Sojasoße
1 kl. Prise Zucker
10 g Tomatenpaprika, Konserve
10 g Silberzwiebeln, Konserve
Essig
1 g Petersilie

NÄHRWERTE FÜR 1 PORTION:

kcal:	230
Eiweiß:	19 g
Fett:	12 g
Kohlenhydrate:	11 g
BE:	1
Ballaststoffe:	0 g
Cholesterin:	30 mg
Kochsalz:	1,4 g
Kalzium:	40 mg
Kaliumpunkte:	6
Phosphatpunkte:	4,5

Eier, Eierspeisen

	Portion	Kalium	Phosphat
Ei, gekocht (Größe M) Rührei, Spiegelei	50 g (1 Stück)	1	3
Eiklar von 1 Ei (Größe M)	30 g	1	0,2
Eigelb von 1 Ei (Größe M)	20 g	0,2	3

Wertvolle Tipps

Eiweiß
Auch Eier gehören in einen abwechslungsreichen Speiseplan. Sie sind eine besonders wertvolle Eiweißquelle, vor allem dann, wenn sie in Kombination mit Kartoffeln oder Getreide verzehrt werden. In einer gemischten Kost sind diese Empfehlungen automatisch anzutreffen, z. B. Kartoffeln mit Spiegelei, Brot mit Ei belegt, Nudelauflauf mit Eiermilch und Kuchen.

Portionsgröße
Ein Ei, Gewichtsklasse 3, ohne Schalenanteil, wiegt 50 g.

Phosphat
Eigelb enthält viel Phosphat. Zwei Eier bzw. Eigelbe entsprechen dem Phosphatgehalt einer 120-g-Portion Fleisch (Rohgewicht) und entsprechen fünf Phosphatpunkten.

Eiklar ist fast phosphatfrei.

Bei der Zubereitung von Eierspeisen, z. B. Rührei, Pfannkuchen und Aufläufen, sollten daher nicht alle Eigelbe verarbeitet werden. Zur Lockerung kann Eiklar zu Schnee geschlagen und untergehoben werden.

Kalium
Eier verfügen über einen mittleren Kaliumgehalt. Vier Eier entsprechen dem Kaliumgehalt einer Fleischportion. Beim Kochen eines Frühstückseies geht kein Kalium ins Kochwasser über.

Kochsalz

Von Natur aus enthalten Eier nur wenig Natrium (Bestandteil des Kochsalzes). Verzichten Sie auf das Zusalzen Ihres Frühstückeies, um Salz einzusparen. Achten Sie bei fertig gekauftem Eiersalat auf das bereits zugesetzte Kochsalz.

Flüssigkeit

Bei gekochten Eiern oder Spiegeleiern spielt der Flüssigkeitsanteil eine untergeordnete Rolle. Zur Herstellung von Aufläufen und Rührei muss jedoch die zugegebene Flüssigkeit beachtet werden.

Besonderer Hinweis

Eier sind cholesterinreich. Begrenzen Sie daher den täglichen Verzehr. Beachten Sie auch die beim Kochen und Backen zugegebenen Eier.

Rezeptidee

Eier im Näpfchen: Anstelle eines gekochten Eies können Sie das rohe Ei in ein spezielles ausgefettetes Glas-Näpfchen (oder in ein kleines Auflaufförmchen) geben, den Deckel schließen und im Wasserbad garen.

Dazu Wasser in einem Kochtopf zum Sieden bringen. Das Förmchen hineinstellen (es soll nur zur Hälfte im Wasser stehen). Den Topfdeckel schließen und 7–8 Minuten bei mittlerer Hitzezufuhr gar ziehen lassen.

Das Ei vor dem Servieren mit Paprika und Schnittlauchröllchen bestreuen. In der Form servieren.

Dazu schmeckt Weißbrot oder Toast.

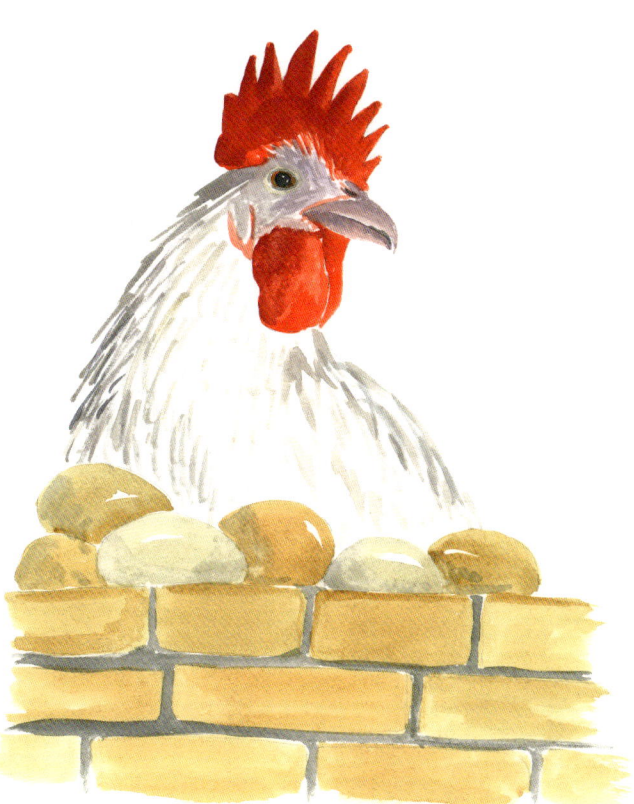

Champignon-Rührei
auf Toast

ZUTATEN FÜR 1 PORTION:
10 g Schalotten
10 g Margarine
50 g Champignons, Konserve, abgetropft
1 St. Ei (M)
1 St. Eiklar (M)
weißer Pfeffer

Beilage:
50 g Weizen-Toastbrot (2 Scheiben) oder 1 Brötchen

NÄHRWERTE FÜR 1 PORTION:

kcal:	310
Eiweiß:	16 g
Fett:	17 g
Kohlenhydrate:	26 g
BE:	2
Ballaststoffe:	3 g
Cholesterin:	210 mg
Kochsalz:	1,4 g
Kalzium:	70 mg
Kaliumpunkte:	4
Phosphatpunkte:	4

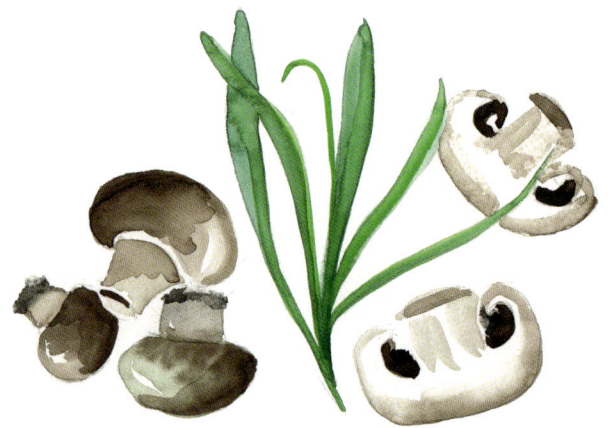

Schalotten fein würfeln. In einer beschichteten Pfanne Margarine zerlassen und die Schalotten glasig dünsten. Champignons hinzugeben und anschmoren (mögliche Flüssigkeit muss verdampfen).

Das ganze Ei mit dem Eiklar und 1 EL Wasser verschlagen und mit Pfeffer abschmecken. Die Eiermasse über die Champignons geben und unter leichtem Wenden stocken lassen.

Brot nach Belieben toasten und dazu servieren.

 **Tipp**

Champignons und Brot sind bereits gesalzen.

Eier mit grüner Soße
im Salatbeet

Kopfsalat in mundgerechte Stücke teilen und in eine flache Schüssel geben. Eier schälen, längst halbieren und auf den Salat legen.

Grüne-Soße-Kräuter und Schalotten fein hacken. In einer Schüssel Joghurt, saure Sahne und Salatmayonnaise miteinander verrühren. Mit Senf, Essig und Pfeffer abschmecken. Kräuter und Schalottenwürfel zugeben und gut durchziehen lassen.

Die Kräutersoße über die Eihälften auf dem Salatbeet verteilen.

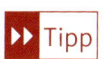 **Tipp**

Die Schalotten können durch Frühlingszwiebeln ersetzt werden. Dazu schmecken gekochte Kartoffeln.

ZUTATEN FÜR 2 PORTIONEN:
80 g Kopfsalat
3 St. hart gekochte Eier (M)

Für die grüne Soße:
20 g Grüne-Soße-Kräuter
20 g Schalotten
50 g Naturjoghurt, 3,5 % Fett
30 g saure Sahne
20 g Salatmayonnaise
5 g Senf, mittelscharf
Weißweinessig
weißer Pfeffer

NÄHRWERTE FÜR 1 PORTION:

kcal:	220
Eiweiß:	12 g
Fett:	17 g
Kohlenhydrate:	6 g
BE:	0
Ballaststoffe:	1 g
Cholesterin:	320 mg
Kochsalz:	0,6 g
Kalzium:	130 mg
Kaliumpunkte:	5
Phosphatpunkte:	5

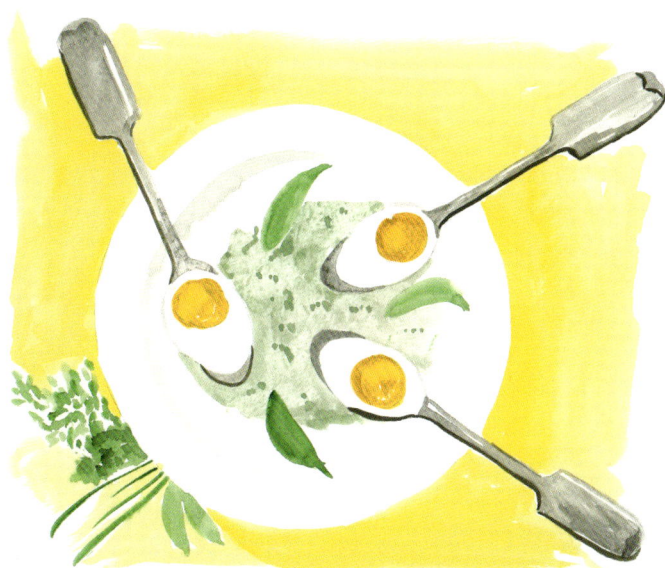

EIER, EIERSPEISEN

Spargeltoast
mit Spiegelei

ZUTATEN FÜR 1 PORTION:
60 g Spargelstangen oder -abschnitte

Für den Spargelsud:
wenig Butter
1 kl. Prise Zucker

50 g Weizen-Toastbrot (2 Scheiben)
10 g Butter
30 g gekochter Schinken (ohne Phosphatzusatz)
weißer Pfeffer

Für das Spiegelei:
5 g Margarine
1 St. Ei (M)

Für die Garnitur:
10 g Lollo Rosso
10 g Kirschtomaten
2 g Kresse

Eine ausreichende Menge Wasser zum Kochen bringen, Butter und Zucker zugeben. Den Spargel darin garen, aus der Flüssigkeit nehmen und gut abtropfen lassen.

Brot toasten und auskühlen lassen. Danach mit der Butter bestreichen. Mit dem gekochten Schinken belegen und den Spargel darüber verteilen. Leicht pfeffern.

Margarine in einer beschichteten Pfanne erhitzen und das Ei darin braten. Das Spiegelei auf den Spargel geben.

Salatblätter zerpflücken und an den Rand eines Esstellers legen. Den Toast auf dem Teller anrichten.

Die Kirschtomate halbieren. Zusammen mit der Kresse den Spargeltoast garnieren.

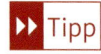 **Tipp**

Wählen Sie gekochten Schinken ohne zugesetztes Phosphat aus.

NÄHRWERTE FÜR 1 PORTION:

kcal:	380
Eiweiß:	19 g
Fett:	22 g
Kohlenhydrate:	26 g
BE:	2
Ballaststoffe:	3 g
Cholesterin:	260 mg
Kochsalz:	1,6 g
Kalzium:	90 mg
Kaliumpunkte:	4,5
Phosphatpunkte:	4,5

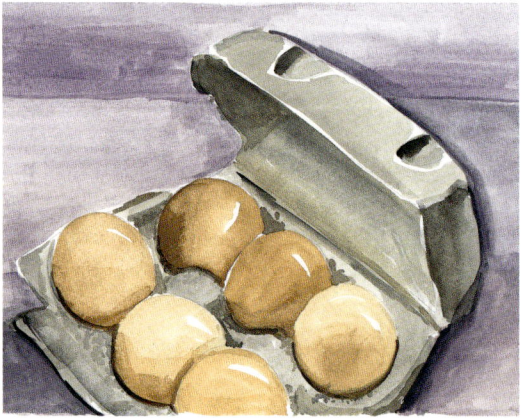

Palatschinken

mit Erdbeerkonfitüre

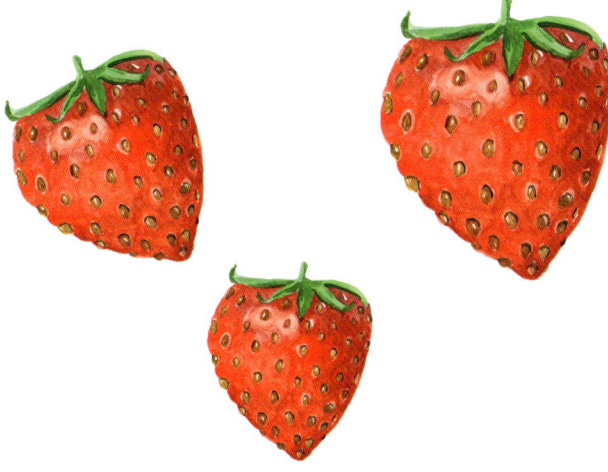

ZUTATEN FÜR 1 PORTION:
20 g Sahne
1 St. Ei (M)
5 g Zucker
30 g Weizenmehl, Type 405

Zum Ausbacken:
10 g Margarine

Zum Füllen:
15 g Erdbeerkonfitüre

Zum Garnieren.
1 g Minzeblättchen

NÄHRWERTE FÜR 1 PORTION:
kcal:	370
Eiweiß:	10 g
Fett:	21 g
Kohlenhydrate:	37 g
BE:	3
Ballaststoffe:	1 g
Cholesterin:	230 mg
Kochsalz:	0,2 g
Kalzium:	50 mg
Kaliumpunkte:	2
Phosphatpunkte:	3

Sahne, 3 Esslöffel kaltes Wasser, Ei und Zucker verschlagen. Mehl gut unterrühren. Den Teig 15 Minuten quellen lassen.

In einer beschichteten Pfanne nacheinander zwei Pfannkuchen von beiden Seiten goldgelb ausbacken.

Erdbeerkonfitüre glatt rühren, die Pfannkuchen damit bestreichen und einrollen. Mit dem Minzeblättchen garnieren.

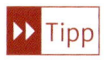 **Tipp**

Am besten schmeckt selbst zubereitete Konfitüre aus frischen Früchten.

Probieren Sie auch Hagebuttenkonfitüre aus.

Käse, Käsezubereitungen, Tofu

	Portion	Kalium	Phosphat
Doppelrahmfrischkäse, auch niedrigere Fettgehaltsstufen, körniger Frischkäse, Mascarpone, Speisequark (alle Zusätze, alle Fettstufen), Ricotta, streichfähige Saure-Sahne-Produkte: Crème fraîche und Schmand	40 g	1	1
Tofu (Sojaquark)	100 g	1	1
Brie, Butterkäse, Camembert, Gouda, Limburger, Mozzarella, Romadur, Weichkäse, Blauschimmelkäse, Harzer, Schafskäse (Feta)	40 g	1	3
Parmesan	20 g	1	3
Appenzeller, Bergkäse, Chester, Edamer, Emmentaler, Gruyère, Hobelkäse, Tilsiter, Trappistenkäse	40 g	1	5
Schmelzkäse (enthält phosphathaltiges Schmelzsalz). Angebotsformen: Streichkäse, Scheiben, Blöcke, Pasteten, Kochkäse. Zu empfehlen sind Käse oder Bio-Käse mit der Zugabe von Natron oder Trinatriumcitrat.	40 g	1	✗

Wertvolle Tipps

Eiweiß
Käse und Käsezubereitungen zählen zu den eiweißreichen Lebensmitteln, wobei der Eiweißgehalt von Schnittkäse am höchsten ist.

Portionsgröße
Käse ist, wie Wurst, Schinken und Ei, ein beliebter Brotbelag. Er trägt u. a. dazu bei, den täglichen Eiweißbedarf zu decken. Dazu wird eine Gesamtmenge von 100–120 g pro Tag empfohlen.

Wählen Sie innerhalb der verschiedenen Käsesorten aus. Sie können z. B. für das Mittagessen, anstelle von Fleisch oder Fisch, ein Käsegericht zubereiten. Dazu einige Vorschläge: Makkaroni-Auflauf mit Gemüse und Käsekruste, Zucchini-Bratling mit Käse überbacken, eine selbst gemachte Pizza und gebackener Camembert zum Abendbrot oder Käsekuchen zur Kaffeemahlzeit.

Phosphat
Der Phosphatgehalt von Käse korreliert mit dem Eiweißgehalt. Besonders phosphatreich ist Hartkäse wie Emmentaler, Bergkäse, Käsefondue und Raclette-Käse.

Entscheiden Sie sich daher für Käsesorten aus der oberen bzw. mittleren Phosphatgruppe: Butterkäse, Gouda, Camembert, Speisequark, Doppelrahmfrischkäse etc.

Schmelzkäse mit phosphathaltigen Zusatzstoffen
Auf Erzeugnisse mit nachfolgenden Zusatzstoffen: E 339, E 340, E 341, E 450, E 451, E 452 sollten Sie grundsätzlich verzichten: Streichkäse (Ecken, Schälchen), Toast-Käsescheiben, bestimmte Schnittkäse (geräuchert oder mit gekochtem Schinken), Tortenformen mit Nüssen oder Edelschimmel kombiniert, Kochkäse.

Zu empfehlen sind Kochkäse oder anderer Schmelzkäse mit der Zugabe von Natron (E 500) oder Trinatriumcitrat (E 341). Schauen Sie auch im Reformhaus oder Naturkostladen nach speziellen Angeboten.

Kalium
Käse ist grundsätzlich kaliumarm. Bei der Käseherstellung fließt Molke ab, die einen großen Teil des in der Milch enthaltenen Kaliums enthält.

Kochsalz
Ohne zugesetztes Kochsalz sind Speisequark (naturell, alle Fettgehaltstufen) sowie alle streichfähigen Saure-Sahne-Produkte wie Crème fraîche, Schmand und Mascarpone.

Mascarpone ist ein italienischer Frischkäse und eignet sich zur Herstellung von Süßspeisen.

Ricotta eignet sich für italienische Gerichte mit Käsefüllungen.

Käse mit mäßigem Salzgehalt
Dazu zählen fertig gekaufter Kräuterquark, körniger Frischkäse mit 20 % Fett, Doppelrahmfrischkäse mit und ohne mit Kräutern, auch in geringeren Fettgehaltsstufen.

Salzreiche Käsesorten
Verzichten Sie auf nachstehende Käsesorten: Harzer Käse, Schafs-(Feta-) und Roquefortkäse.

Der Verzehr von Harzer Käse und Feta ist nur möglich, wenn die Sorten für einige Stunden in Wasser eingelegt wurden.

Statt Roquefort bieten sich deutsche Edelpilzkäse an, z. B. Bavaria blue oder Cambozola.

Flüssigkeit
Der Flüssigkeitsgehalt ist unbedeutend. Flüssigkeitsreich sind Quarkspeisen.

Besonderer Hinweis
Sorgen Sie für eine bunte Käsevielfalt sowohl auf dem Brot als auch mit herzhaften Gerichten.

Doppelrahmfrischkäse, körniger Frischkäse und Speisequark lassen sich durch Zugabe von frischer Gurke, Paprika, Tomatenstückchen oder auch Äpfeln und frischen Kräutern variieren.

Tofu

Hierbei handelt es sich um Sojabohnenquark, der zu Blöcken gepresst wird. Tofu ist eiweißreich. Er enthält nur mäßig viel Kalium und Phosphat. Als „Naturprodukt" enthält er kein zugesetztes Kochsalz. Räuchertofu und aus Tofu hergestellte Erzeugnisse, wie z. B. Würstchen und Bratlinge, sind gesalzen. Durch Einlegen in Wasser lässt sich der Salzgehalt vermindern.

Tofu ist im Lebensmittelhandel erhältlich.

Rezeptideen

Tofu in Scheiben schneiden, in Öl und frischen Kräutern für einige Zeit einlegen und anschließend braten.

Kann auch in Würfel geschnitten Salaten zugeben werden.

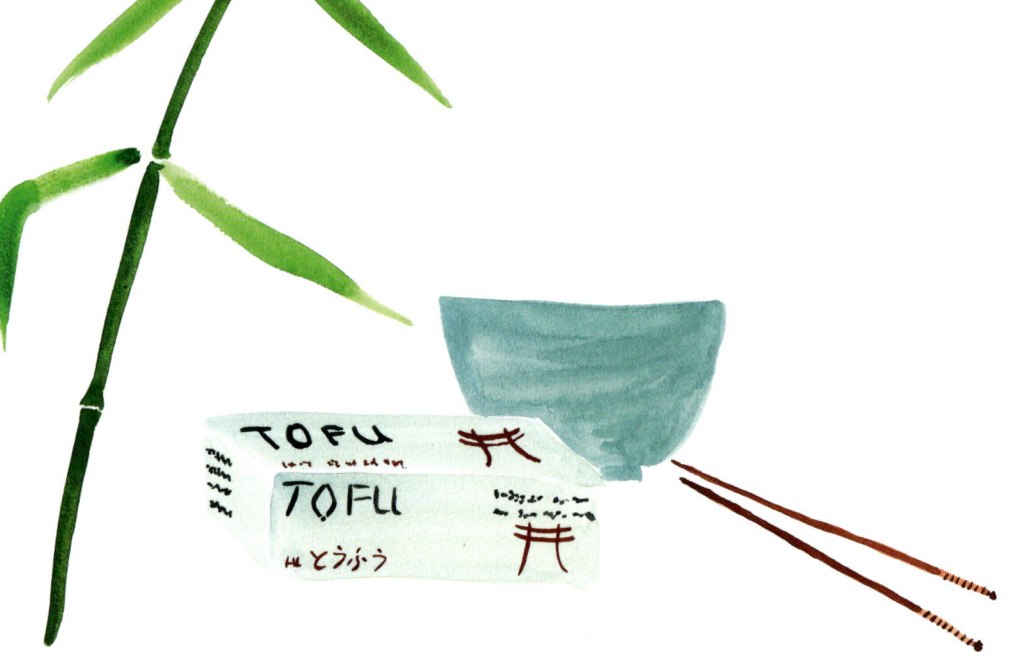

Chinakohltopf
mit Tofuwürfeln

Chinakohl und Möhren in Streifen schneiden. Einen Topf mit einer ausreichenden Menge Wasser füllen, zum Kochen bringen und das Gemüse 4 Minuten blanchieren. Alles auf ein Sieb geben, mit kaltem Wasser abspülen und abtropfen lassen.

Margarine in dem Topf erhitzen, Zwiebeln würfeln und darin glasig dünsten. Blanchiertes Gemüse hinzufügen und anschmoren. Gekörnte Hühnerbrühe und bedarfsweise wenig Wasser hinzufügen und bei geschlossenem Deckel ca. 8–10 Minuten garen.

Mehl mit wenig Wasser anrühren und das Gemüse damit binden. Zum Schluss mit Pfeffer und Piment abschmecken.

Tofu würfeln, in eine Schüssel geben, mit der Sojasoße vermischen und gut durchziehen lassen. Sesamöl in eine beschichtete Pfanne geben und den Tofu bei mittlerer Temperatur von allen Seiten hellbraun braten. Tofuwürfel zum Chinakohlgemüse geben und mit gehackter Petersilie bestreuen.

ZUTATEN FÜR 1 PORTION:
100 g Chinakohl
20 g Möhren
10 g Margarine
10 g Zwiebeln
2 g gekörnte Hühnerbrühe
3 g Weizenmehl, Type 405
Pfeffer
ein wenig gemahlener Piment

Für die Tofuwürfel:
80 g Tofu
5 g Sojasoße
8 g Sesamöl

Zum Bestreuen:
1 g glatte Petersilie

NÄHRWERTE FÜR 1 PORTION:
kcal:	250
Eiweiß:	10 g
Fett:	20 g
Kohlenhydrate:	7 g
BE:	0
Ballaststoffe:	3 g
Cholesterin:	1 mg
Kochsalz:	2,1 g
Kalzium:	140 mg
Kaliumpunkte:	4
Phosphatpunkte:	3

 **Tipp**

Tofu enthält im Vergleich zu Fleisch und Fisch etwa die Hälfte an Eiweiß. Das Verhältnis von Eiweiß zu Phosphat ist günstig.

Dazu: Reis

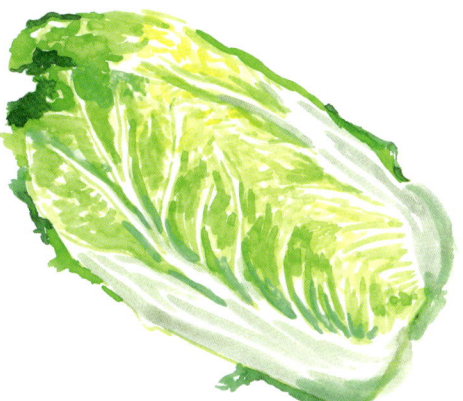

KÄSE, KÄSEZUBEREITUNGEN, TOFU

Frühlingsquark

ZUTATEN FÜR 2 PORTIONEN:
10 g Frühlingszwiebeln
10 g Tomaten
15 g Gurken
1 g Dill
1 g Kerbel
80 g Speisequark, 20 % Fett
30 g saure Sahne
1 EL Mineralwasser (natriumarm)
1 g Zitronensaft
weißer Pfeffer
Paprika edelsüß

Frühlingszwiebeln, Tomaten und Gurke klein schneiden. Kräuter hacken.

Speisequark mit der sauren Sahne und dem Mineralwasser glatt rühren und abschmecken.

Gemüse und Kräuter mit dem Quark vermischen und kurze Zeit zur Aromaentfaltung kühl stellen.

▶▶ Tipp

Sie können auch andere Kräuter nach Ihrem Geschmack auswählen.

NÄHRWERTE FÜR 1 PORTION:
kcal:	70
Eiweiß:	6 g
Fett:	4 g
Kohlenhydrate:	2 g
BE:	0
Ballaststoffe:	0 g
Cholesterin:	10 mg
Kochsalz:	0,1 g
Kalzium:	60 mg
Kaliumpunkte:	1,5
Phosphatpunkte:	1,5

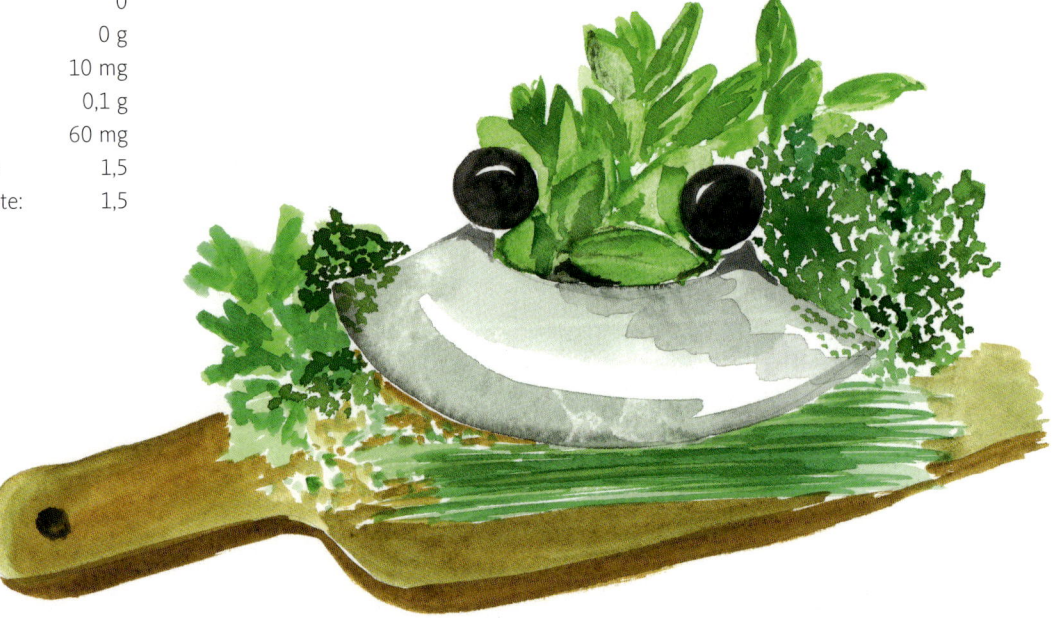

Obazda
bayrischer Brotaufstrich

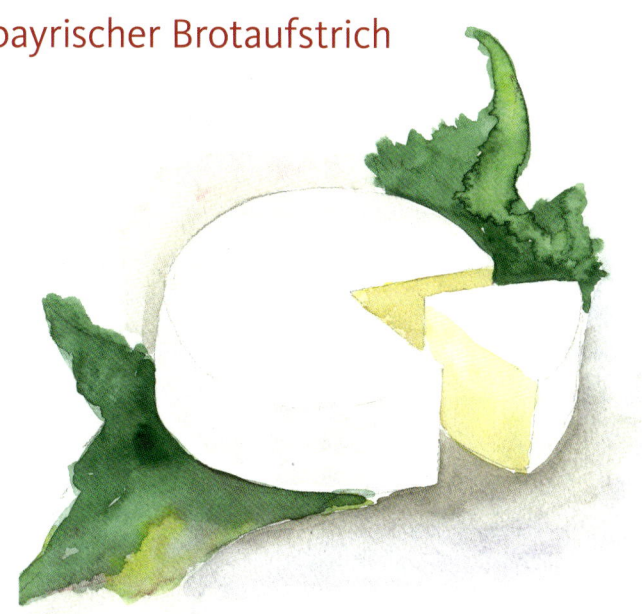

ZUTATEN FÜR 3 PORTIONEN:
50 g weicher Camembert, 45 % Fett
50 g Speisequark, 20 % Fett
25 g weiche Butter
15 g Frühlingszwiebeln
Kümmel
Paprika edelsüß

NÄHRWERTE FÜR 1 PORTION:
kcal:	130
Eiweiß:	6 g
Fett:	11 g
BE:	0
Ballaststoffe:	0 g
Cholesterin:	30 mg
Kochsalz:	0,3 g
Kalzium:	110 mg
Kaliumpunkte:	0,5
Phosphatpunkte:	2

Camembert mit der Gabel zerkleinern, mit Speisequark und Butter gut vermengen.

Frühlingszwiebeln in feine Röllchen schneiden und zusammen mit den Gewürzen unter die Käsemasse geben.

Gekühlt servieren.

 Tipp

Dazu: Weizen-Mischbrot, auch getoastet

Brot, Kuchen, Stärkebeilagen, Nährmittel

	Portion	Kalium	Phosphat
Weißbrot, Weizen-Toastbrot (2 Scheiben), Weizen-, Roggenmischbrot (1 Scheibe), Brötchen (Semmeln), alle Sorten, Croissant (1 Stück), Matzen, Zwieback (5 Scheiben), Cornflakes	50 g	1	1
Weizen-, Roggenvollkornbrot, Knäckebrot (3–4 Scheiben), Haferflocken, Honigpops, Müsliflocken, Müsliriegel (aber nicht mit vielen Trockenfrüchten oder Schokolade)	30 g		
Kekse, Kleingebäck, Honigkuchen	50 g	1	1
Kuchen, Torten ohne Belag oder mit Heidelbeeren, Preiselbeeren, Sauerkirschen, Pudding, Quark oder Streusel, Waffeln	1 Stück		
Kuchen, Torten mit größerem Anteil anderer nicht zuvor genannter Obstarten, auch Rosinen	1 Stück	3	1
Kuchen, Torten mit viel Kakao bzw. Schokolade oder sehr vielen Nüssen, Mandeln bzw. Marzipan, Bulgur (50 g)	1 Stück	3	3
Weizenmehl, Type 405 und 550, helle Nudeln, mit und ohne Ei, auch Kritharaki, weißer Reis, parboiled Reis, Milchreis, Reisflocken, Buchweizengrütze, Couscous, Polenta, Blätterteigpastetchen (2 St.)	50 g	1	1
Semmelknödel (1 bis 2 Stück)	100 g		
Grieß, Paniermehl	10 g		
Stärkemehl, Tortenguss, helles Puddingpulver, Gelatine	Jede Portionsgröße	0,2	0,2
Schokoladenpuddingpulver	Jede Portionsgröße	1	0,2
Backkakao	3 g		
Vollkornnudeln, Naturreis, Wildreis, Hirse, Graupen, Grünkern	50 g	1	3

Wertvolle Tipps

Eiweiß

Der Eiweißgehalt von allen Getreidearten und daraus hergestellten Erzeugnissen liegt im mittleren Bereich. Ein geregelter Verzehr trägt dazu bei, den täglichen Eiweißbedarf zu decken. Orientieren Sie sich an dem „Tageskostplan".

Wer nur eine kleinere Portion Fleisch oder Fisch essen möchte bzw. kann, der sollte Nudeln oder Semmelknödel als Stärkebeilage bevorzugen. Auch Quarkspeisen und Käsekuchen sind eiweißreich.

Stärkemehl, Puddingpulver und Tortenguss enthalten nur minimal Eiweiß. Ohnehin werden immer nur sehr geringe Mengen verwendet.

Portionsgröße

Wählen Sie Lebensmittel vielseitig aus und beachten Sie die vorgeschlagenen Mengen. Eine sättigende Portion von jeweils 50 g Reis bzw. Nudeln (Rohgewicht) wiegt nach dem Kochen 150 bzw. 125 g.

Phosphat und Kalium

Produkte aus geschältem Getreidekorn

Aus hellem Weizenmehl (Type 405 und 550) hergestellte Produkte enthalten relativ wenig Phosphat und Kalium.

Bevorzugen Sie: Weißbrot, Wasserbrötchen (Semmeln), Baguette, Ciabatta, Weizen-Mischbrot (enthält nur geringen Roggenmehlanteil), Croissant, Zwieback, Matzen, einfachen Hefekuchen, Rührteig mit selbst hergestelltem oder phosphatfreiem Backpulver gebacken sowie Strudel- und Blätterteig.

Phosphat- und kaliumarme Stärkebeilagen

Kaliumarme Stärkebeilagen sind eine ideale Ergänzung zu kaliumreichen Speisen wie gebratenem und gegrilltem Fleisch und gebackenem Fisch. Sie lassen sich auch mit kaliumreichen Gemüsen und Salaten bzw. Rohkost kombinieren. Beachten Sie die jeweiligen Portionsgrößen.

Empfehlenswert sind: weißer geschälter (polierter) Reis, u. a. Basmati- und Jasminreis, Milchreis, Avorio-Reis (für Risotto und Paella), parboiled Reis, helle Nudeln, Kritharaki (griechische Nudeln), Couscous, Polenta, Semmelknödel, besonders kaliumarm gekochte Kartoffeln, Buchweizen, Blätterteigpastetchen, Pfannkuchen aus hellem Weizenmehl zubereitet.

Die genannten Stärkebeilagen sind teilweise eine gute Grundlage für herzhafte Salate, Aufläufe und Pfannengerichte.

Beim Garen von Nudeln, Semmel- und Kartoffelknödeln reduziert sich zusätzlich der Kaliumgehalt. Die Kochflüssigkeit muss jeweils weggeschüttet werden.

Für unterwegs geeignet sind u. a. Wasserbrötchen, Matzen und Reiswaffeln aus weißem Reis

Produkte aus vollem Getreidekorn

Sie enthalten Randbestandteile des vollen Korns und verfügen daher über einen hohen Gehalt an Phosphat und Kalium.

Beispiele: Weizenvollkornmehl und Weizenmehl, Type 1.700 – sowie Vollkornmehle verschiedener anderer Getreidesorten. Weizenmehl, Type 1.050 enthält weniger Randbestandteile, dafür mehr Mehlbestandteile vom inneren Getreidekorn.

Weitere Vollkornprodukte: Roggen-Vollkornbrot, Grahambrot, Vollkornkekse, Knäckebrot, Hafer- und Müsliflocken, Vollkornnudeln, Naturreis, Wildreis, Hirse, Graupen, Grünkern sowie Bulgur.

Verzichten Sie darauf bzw. schränken Sie den Verzehr stark ein.

Bei Roggenbroten ist die Phosphat-Verfügbarkeit höher, da sie mit Sauerteig gebacken werden. Wenn Sie dennoch gerne Vollkorn- und Roggenbrot essen wollen, dann nur in geringen Mengen, z. B. eine kleinere Scheibe pro Tag. Bevorzugen Sie hierbei Mischbrot.

Backwaren mit Samen, Kernen und Rosinen

Neben Vollkornbrot und -brötchen werden Backwaren auch mit Nüssen, Mandeln, Kürbiskernen, Lein- und Sesamsamen sowie Rosinen angeboten. Auch hier muss auf einen zusätzlich höheren Phosphat- und Kaliumgehalt geachtet werden. Schränken Sie den Verzehr ein.

Kuchen und Nährmittel

Wählen Sie Kuchen entsprechend der Tabelle aus.

Früchtebrot enthält besonders viel Kalium und ist in der kaliumarmen Ernährung nicht zum Verzehr geeignet.

Nicht zu empfehlen sind Kaltrührpuddingpulver, Instant-Soßenpulver und Fertig-Backmischungen mit zugesetztem Phosphat. Verwenden Sie stattdessen Puddingpulver „zum Kochen", binden Sie Soßen mit hellem Weizenmehl oder Stärkemehl und stellen Sie Ihre Backzutaten selber zusammen.

Kochsalz

Durch den täglichen Brotverzehr, inkl. Brotbelag, wird eine erhebliche Menge Salz aufgenommen.

Verzichten Sie auf den Verzehr aller Arten Salz- und Laugengebäck wie Kräcker, Käsegebäck, Salzstangen (Knabbergebäck), Laugenbrezeln und -brötchen.

Matzen ist dem Knäckebrot ähnlich. Es wird nur aus Weizenmehl und Wasser gebacken und ist ohne zugesetztes Salz. Matzen gibt es im Lebensmittelhandel zu kaufen. Es ist bietet sich für den kleinen Hunger zwischendurch an. Das Brot kann nicht mit Frischbrot zusammen gelagert werden, da es weich wird.

Brot aus der eigenen Backstube

Nehmen Sie bei selbst gebackenem Brot nur die Hälfte bis ein Drittel der im Rezept angegebenen Salzmenge.

Flüssigkeit

Die angegebenen Lebensmittel sind im Wesentlichen wasserarm. Allerdings wird zur Zubereitung von Pudding, Brei, Soßen, Cremes und Müsli Flüssigkeit benötigt. Auch Kuchen mit Obstbelag oder sahnigen Füllungen enthält eine entsprechende Menge Flüssigkeit.

Besonderer Hinweis

Kochanleitung für Quellreis: geschälter Reis ist kaliumarm. Parboiled Reis ist durch das spezielle Schälverfahren reich an Vitamin B1. Deswegen sollte Reis nicht in viel Wasser gekocht werden. Nehmen Sie zum Garen die doppelte Menge Wasser: 50 g Reis plus 100 ml Wasser. Lassen Sie den Reis aufkochen und bei geschlossenem Deckel und geringer Hitzezufuhr ausquellen. Die Kochflüssigkeit wird vom Reis vollständig aufgenommen.

Reispops
Füllen Sie etwa 0,5 bis 1 cm Öl in einen hohen Topf mit ca. 20 cm Durchmesser. Erhitzen Sie das Öl mittelstark. Lassen Sie nunmehr ca. 50 g weißen Langkornreis einrieseln. Schließen Sie den Deckel und warten Sie, bis der Reis kurze Zeit später aufspringt. Dabei nimmt er eine leicht hellbraune Farbe an. Entnehmen Sie den Reis mit einem Seihlöffel und geben Sie ihn auf ein Küchenpapier. Bestäuben Sie die Reispops leicht mit Puderzucker.

Müsli
Hafer- bzw. Müsliflocken sind zwar salzlos, jedoch kalium- und phosphatreich (betrifft alle Blattgrößen). Ergänzen Sie Cornflakes (enthalten zugesetztes Salz), Reisflocken (weißer Reis), Reis- oder Honigpops und Buchweizengrütze. Wählen Sie Obst entsprechend der Tabelle aus. Verzichten Sie auf phosphat- und kaliumreiche Nüsse sowie auf kaliumreiche Trockenfrüchte, z. B. Rosinen, Pflaumen, Aprikosen. Ergänzen Sie ein Sahne-Wasser-Gemisch oder einen geeigneten Milch-Ersatz und achten Sie auch auf den gesamten Flüssigkeitsgehalt.

Gelatine enthält praktisch kein Kalium und ist phosphatfrei. Sie lässt sich in der süßen und pikanten Küche, einschließlich zum Kuchenbacken, verwenden.

Tortengusspulver
Im Reformhaus gibt es Tortengusspulver ohne Zusatz von Kaliumtartrat zu kaufen.

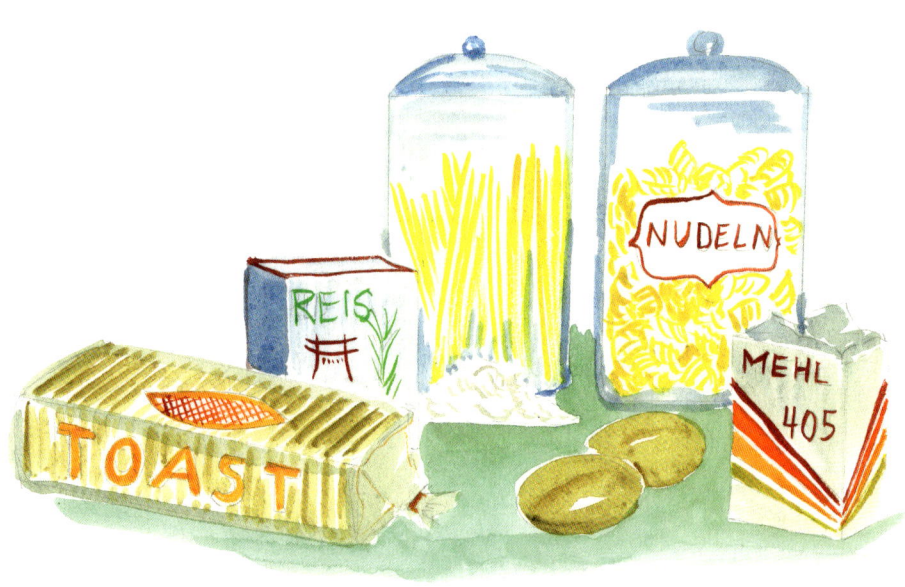

BROT, KUCHEN, STÄRKEBEILAGEN, NÄHRMITTEL

Couscoussalat

ZUTATEN FÜR 1 PORTION:
30 g Couscous (Instant)
30 g Paprika
20 g Gurke
15 g Kirschtomaten

Für die Salatsoße:
5 g Limonensaft
Pfeffer
gemahlener Koriander
1 g Zucker
5 g Olivenöl
1 g Minze

Couscous in eine Schüssel füllen, ca. 30 ml kochendes Wasser hinzufügen und zugedeckt quellen lassen (siehe Packungsanleitung; ohne Salz zubereiten).

Paprika in Stifte schneiden und in einer ausreichenden Menge kochendem Wasser 3 Minuten blanchieren, herausnehmen und mit kaltem Wasser abspülen.

Gurke und Tomaten in Würfel schneiden.

Salatsoße zubereiten und mit den übrigen Zutaten vermischen.

Minze fein hacken und unterheben.

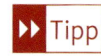 **Tipp**

Wer genug Spielraum für Kalium hat, verfeinert den Couscoussalat mit einem Esslöffel Orangensaft (10 g, 15 mg Kalium).

NÄHRWERTE FÜR 1 PORTION:
kcal:	160
Eiweiß:	4 g
Fett:	5 g
Kohlenhydrate:	24 g
BE:	2
Ballaststoffe:	4 g
Cholesterin:	0 mg
Kochsalz:	0 g
Kalzium:	10 mg
Kaliumpunkte:	2
Phosphatpunkte:	1

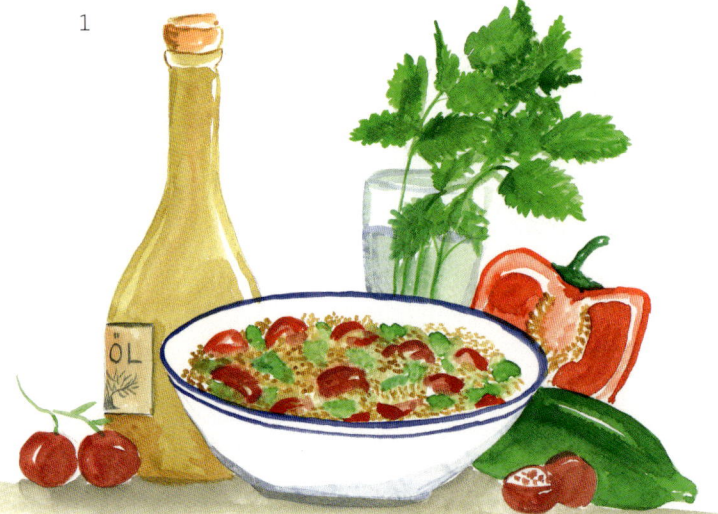

Frühlingsbrötchen

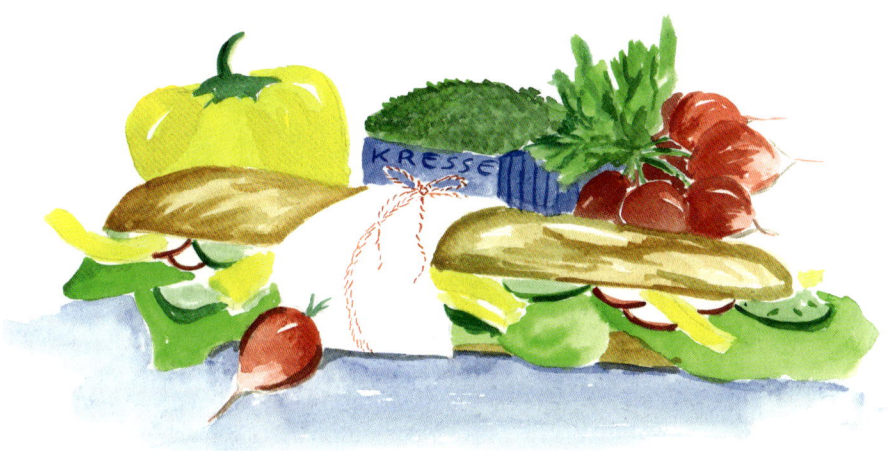

ZUTATEN FÜR 1 PORTION:
60 g Baguettebrötchen
15 g Margarine
15 g Kopfsalatherzen

Für den Belag:
20 g Salatgurke, geschält und entkernt
15 g gelbe Paprika
15 g Radieschen
20 g Salatmayonnaise
Pfeffer
2 g Kresse

NÄHRWERTE FÜR 1 PORTION:

kcal:	370
Eiweiß:	6 g
Fett:	23 g
Kohlenhydrate:	36 g
BE:	3
Ballaststoffe:	3 g
Cholesterin:	10 mg
Kochsalz:	1,1 g
Kalzium:	30 mg
Kaliumpunkte:	6
Phosphatpunkte:	2

Brötchen halbieren, beide Hälften mit Margarine bestreichen und mit Kopfsalatblättern belegen.

Salatgurke, Paprika und Radieschen in feine Würfel schneiden, mit der Mayonnaise vermengen und leicht pfeffern. Schüssel zugedeckt für 30 Minuten in den Kühlschrank stellen.

Nunmehr die Gemüsemasse auf den beiden Brötchenhälften verteilen und mit der Kresse bestreuen.

 **Tipp**

Schmeckt auch mit Weizentoastbrot.

Zusammengeklappt ist das Brötchen eine saftige Zwischenmahlzeit, auch für unterwegs.

Gemüse, Salate, Hülsenfrüchte, Sprossen

		Portion	Kalium	Phosphat
Gurke, Lauch, Spargel	gekocht, ohne Flüssigkeit	100 g	1	1
Zwiebel, Okra, Eisbergsalat		70 g		
Kopfsalat, Frühlingzwiebel, Radieschen, Tomate		50 g		
Auberginen, grüne Bohnen, Chicorée, Chinakohl, Karotten, Paprika, Rhabarber, Rotkraut, Sauerkraut, Steckrüben (Kohlrüben), Wachsbohnen, Weißkraut, Wirsing, Zucchini	roh	100 g	3	1
	gekocht, ohne Flüssigkeit	150 g		
Endivien, Feldsalat, Rucola, Blumenkohl, grüne Erbsen, Kürbis, Mais, Pastinaken, Rote Bete, Sellerie, Tomate (Dose)	roh	50 g	5	1
	gekocht, ohne Flüssigkeit	100 g		
Kohlrabi, Mangold	gekocht, ohne Flüssigkeit	150 g		
Bleichsellerie, Rettich	roh	100 g		
Fenchel, Grünkohl, Spinat	gekocht, ohne Flüssigkeit, nicht roh verzehren	100 g		
Broccoli, Dicke Bohnen, Rosenkohl, Schwarzwurzeln	gekocht, ohne Flüssigkeit	150 g	5	3
Hülsenfrüchte getrocknete Linsen, getrocknete Erbsen, Kichererbsen	für Suppe oder Salat	40 g		
getrocknete weiße Bohnen		40 g	✕	3
Sprossen Alfalfa, Bohnensprossen, Linsensprossen, Sojasprossen		10 g	0,2	0,2

Wertvolle Tipps

Eiweiß
Gemüse und Blattsalate sind eiweißarm. Getrocknete Hülsenfrüchte hingegen sind eiweißreich. Zu den Hülsenfrüchten zählen getrocknete Linsen (alle Sorten), Erbsen, Bohnen und Kichererbsen.

Portionsgröße
Etwa 150–250 g Gemüse, inkl. Blattsalat, können Sie unter normalen Ernährungsbedingungen in Ihr Tagesessen einplanen.

Phosphat
Gemüse, Blattsalate und Sprossen (Keimlinge) sind allgemein phosphatarm.

Der hohe Phosphatgehalt von getrockneten Hülsenfrüchten steht im Zusammenhang mit dem hohen Eiweißgehalt.

Wenn Sie eine kleine Portion Linseneintopf verzehren möchten, dann reduzieren Sie die Fleischeinlage oder verzichten Sie ganz auf Fleisch. Beachten Sie zusätzlich den Flüssigkeitsgehalt.

Kalium
Alle Gemüsesorten und Blattsalate verfügen über einen unterschiedlich hohen Kaliumgehalt. Aus der Tabelle können Sie entnehmen, welche kaliumarmen Gemüsesorten und Blattsalate Sie auch roh verzehren können. Beachten Sie dabei die Portionsgröße.

Bei Bedarf lässt sich der Kaliumgehalt von kaliumreichem Gemüse durch Kochen in einer ausreichenden Menge Wasser verringern, ca. 3–5-fache Menge. Die Kochflüssigkeit muss verworfen werden.

Sie können aus den meisten gekochten Gemüsen ebenso schmackhafte Gemüsesalate zubereiten, z. B. Wachsbohnen- oder Rote-Bete-Salat.

Wenn Sie sich für kaliumreiche Gemüsesorten, Rohkosten oder Blattsalate entscheiden, sollten Sie eine kleine Portion nehmen und ggfs. im Verlauf des Tages an anderer Stelle Kalium (z. B. durch kaliumarme Stärkebeilage, besonders kaliumarmes Obst, Teegetränk) einsparen.

Es besteht auch die Möglichkeit, das Gemüse zu Beginn der Dialysebehandlung zu verzehren (Möhren, Tomaten).

Gemüsekonserven sind in der Tabelle in der Rubrik „gekocht, ohne Flüssigkeit" berücksichtigt. Das Konservenwasser soll verworfen werden. Es enthält etwa die Hälfte des im rohen Gemüse enthaltenen Kaliums.

Die Auftauflüssigkeit von Tiefkühlgemüse soll nicht mitverzehrt werden (enthält Kalium).

Der Kaliumgehalt von reinen Gemüsesäften entspricht dem der Rohware.

Hülsenfrüchte enthalten neben Phosphat auch sehr viel Kalium. Bei der Zubereitung von Eintöpfen bleibt der volle Kaliumgehalt erhalten. Bei einem Linseneintopf sind Spätzle anstelle kaliumreicher Kartoffeln ein guter Ausgleich.

Kochsalz
Frischware ist von Natur aus salzarm, jedoch ist bei Tiefkühlware ein Kochsalzzusatz möglich. Orientieren Sie sich anhand der Zutatenliste.

„Rahmgemüse", „Pfannengemüse" und Konservenware sind mit Sicherheit gesalzen. Dazu zählen

GEMÜSE, SALATE, HÜLSENFRÜCHTE, SPROSSEN

auch Sauerkonserven wie Cornichons, Puszta- und Selleriesalat. Sie können den Inhalt kurz mit kaltem Wasser abspülen, um den Salzgehalt zu vermindern. Mischen Sie unter derartige Salate etwas Öl, Gewürze und frische Kräuter, um sie geschmacklich aufzupeppen.

Schwenken Sie bei kaliumarmer Zubereitung das abgetropfte Gemüse in Fett. Geben Sie nach Geschmack etwas angedünstete Zwiebel, Gewürze, eine kleine Prise Zucker sowie Kräuter hinzu. Auch in Butter oder Margarine gebräunte Semmelbrösel geben Geschmack.

Bereiten Sie aus selbst gekochtem frischen oder tiefgefrorenen Gemüse auch Salate zu, z. B. grünen Bohnensalat, Blumenkohl- und Karottensalat.

Ausnahme Kohlgemüse: Damit die grobe Blattstruktur von Kohlgemüse wie Wirsing, Weiß- und Rotkohl besser bekömmlich ist, können Sie dem Kochwasser etwas Salz hinzufügen.

Flüssigkeit

Gemüse ist von Natur aus wasserreich. Daher muss auf die tägliche Portionsgröße und eine mögliche Soßenzugabe geachtet werden. Runden Sie Gemüse wahlweise mit Margarine, Sahne oder Crème fraîche ab.

Besonderer Hinweis

Gemüse ist reich an Vitaminen und sekundären Pflanzenstoffen. Kaufen Sie deshalb möglichst erntefrisches oder tiefgefrorenes Gemüse ein. Bevorzugen Sie im Falle einer Kaliumeinschränkung Gemüsearten der ersten und zweiten Gruppe.

Sprossen

Samenkörner sind von Natur aus reich an Kalium und Phosphat. Während des raschen Keimungsprozesses nehmen Samenkörner jedoch viel Wasser auf. Dadurch verringert sich der Phosphatanteil auf das Gewicht der Sprossen bezogen und ermöglicht den Verzehr.

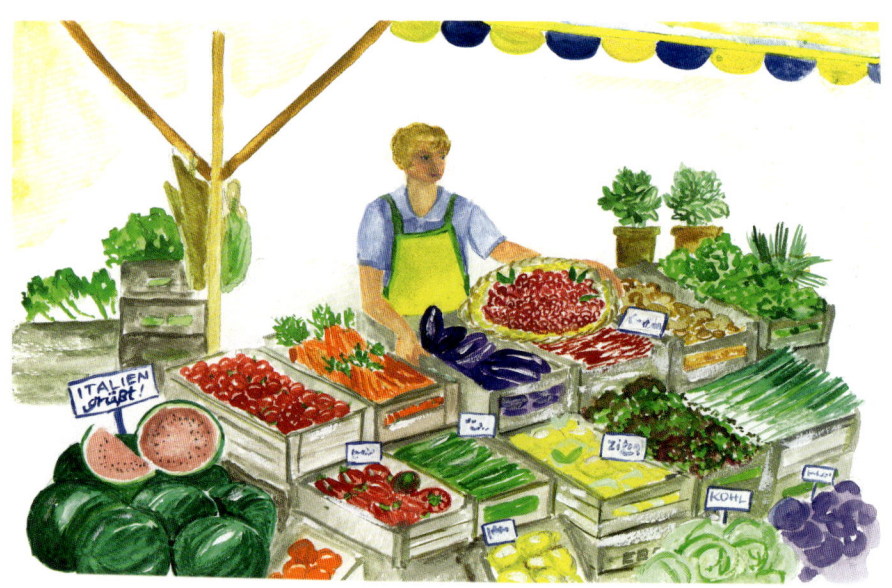

Bohneneintopf

Bohnen in Schnitze oder 2-cm-Stücke schneiden. Eine ausreichende Menge Wasser zum Kochen bringen und die Bohnen 15 Minuten darin kochen. Abtropfen lassen und das Kochwasser verwerfen.

Kartoffeln in 1,5 cm breite Würfel schneiden, mit kaltem Wasser abspülen und in einer ausreichenden Menge Wasser 8 Minuten kochen. Das Kochwasser verwerfen und die Kartoffeln erneut in einer ausreichenden Menge Wasser zu Ende garen.

Margarine in einem Topf zerlassen. Zwiebeln fein würfeln und zusammen mit dem Lorbeerblatt und dem Bohnenkraut darin anschwitzen. Nunmehr vorgegarte Bohnen und Kartoffeln darin andünsten. 125 ml Wasser und die gekörnte Gemüsebrühe hinzufügen und zu einem dicken Bohneneintopf verarbeiten.

Mehl mit Crème fraîche verrühren. Unter den Eintopf geben und unter vorsichtigem Rühren kurze Zeit durchkochen lassen. Mit Pfeffer abschmecken und gehackter Petersilie bestreuen.

 Tipp

Sie können auch tiefgekühlte Bohnen und getrocknetes Bohnenkraut verwenden.

Bei Konservenware auf den Salzgehalt achten.

ZUTATEN FÜR 1 PORTION:
130 g grüne Stangen- oder Brechbohnen
140 g Kartoffeln
10 g Margarine
10 g Zwiebeln
Lorbeerblatt
frisches Bohnenkraut
1 g gekörnte Gemüsebrühe

Zum Binden:
3 g Weizenmehl, Type 405
30 g Crème fraîche, 30 % Fett
Pfeffer
1 g Petersilie

NÄHRWERTE FÜR 1 PORTION:

kcal:	320
Eiweiß:	7 g
Fett:	18 g
Kohlenhydrate:	31 g
BE:	2
Ballaststoffe:	6 g
Cholesterin:	30 mg
Kochsalz:	0,7 g
Kalzium:	110 mg
Kaliumpunkte:	6,5
Phosphatpunkte:	3

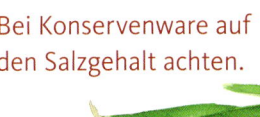

GEMÜSE, SALATE, HÜLSENFRÜCHTE, SPROSSEN

ZUTATEN FÜR 1 PORTION:
30 g Eisbergsalat
10 g Frühlingszwiebeln
10 g Gouda, 48 % Fett
10 g gekochter Schinken (ohne Phosphatzusatz
10 g Selleriesalat, Konserve
10 g Mais, Konserve
15 g Ananasstücke mit Saft, Konserve

Für die Salatsoße:
40 g Salatcreme (Fertigprodukt)
2 g Zitronensaft
bunter Pfeffer

Zur Garnitur:
1 g Petersilie

NÄHRWERTE FÜR 1 PORTION:
kcal:	220
Eiweiß:	6 g
Fett:	18 g
Kohlenhydrate:	9 g
BE:	0,5
Ballaststoffe:	1 g
Cholesterin:	30 mg
Kochsalz:	1,2 g
Kalzium:	100 mg
Kaliumpunkte:	2,5
Phosphatpunkte:	2

Schichtsalat – der Party-Hit

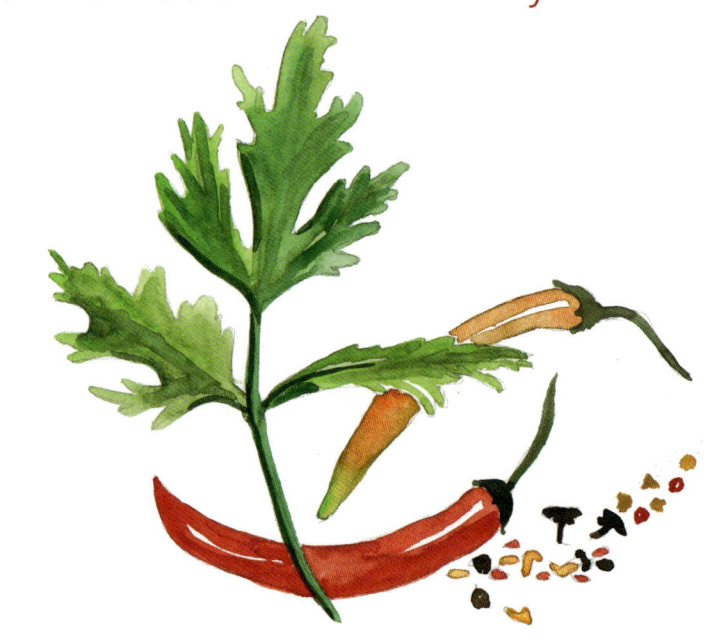

Eisbergsalat zerpflücken. Frühlingszwiebeln in Röllchen, Käse und Schinken in Streifen schneiden. Zutaten in einer Schüssel schichten.

Salatsoße zubereiten und als oberste Schicht auf den Salat geben. Petersilie fein hacken und über den Salat streuen.

 Tipp

Sie können Salz einsparen, wenn Sie die fertige Salatcreme durch saure Sahne ersetzen.

GEMÜSE, SALATE, HÜLSENFRÜCHTE, SPROSSEN

Spargelsalat
mit Mango

Spargel in Abschnitte schneiden. Den Kochsud zubereiten und das Gemüse darin garen. Auf ein Sieb geben.

Rucola zerpflücken, Mango und gekochten Schinken klein schneiden.

Salatsoße zubereiten und mit den übrigen Zutaten vermischen.

Petersilie hacken und zugeben.

 Tipp

Wählen Sie gekochten Schinken ohne zugesetztes Phosphat aus. Schmeckt auch mit frischem Estragon bzw. Estragonessig.

ZUTATEN FÜR 1 PORTION:
50 g weißer und grüner Spargel

Für den Kochsud:
wenig Zucker
wenig Butter

10 g Rucola
15 g Mango, Konserve
20 g gekochter Schinken (ohne Phosphatzusatz)

Für die Salatsoße:
5 g Limettensaft
etwas abgeriebene Limettenschale
weißer Pfeffer
3 g Walnussöl
1 g glatte Petersilie

NÄHRWERTE FÜR 1 PORTION:

kcal:	80
Eiweiß:	6 g
Fett:	4 g
Kohlenhydrate:	4 g
BE:	0
Ballaststoffe:	1 g
Cholesterin:	20 mg
Kochsalz:	0,5 g
Kalzium:	40 mg
Kaliumpunkte:	2
Phosphatpunkte:	1

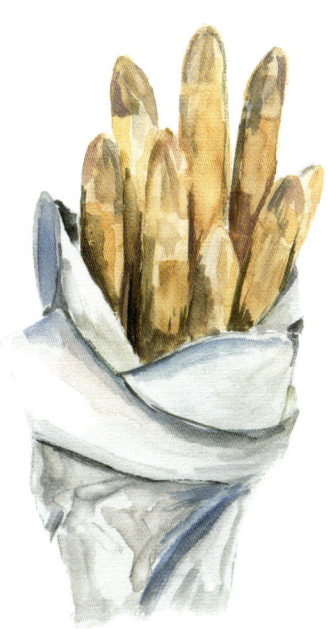

Kartoffeln, Kartoffelgerichte

		Portion	Kalium	Phosphat
Kartoffeln, nach optimaler Vorschrift gewässert und gekocht	80-%iger Kaliumverlust	140 g	1	1
Kartoffeln, geviertelt, Kartoffelsalat, Kartoffelknödel, Kartoffelpüree aus Fertigpulver	50-%iger Kaliumverlust	140 g	3	1
rohe Kartoffeln, Bratkartoffeln aus rohen Kartoffeln, Folienkartoffeln, Kartoffeln im Eintopf, Kroketten, Pellkartoffeln, Reibekuchen, Röstis	extrem kaliumreich, da bei der Zubereitung kein Kaliumverlust entsteht	140 g	✗	1
Pommes frites, Kartoffelchips	verboten!		✗	3

Wertvolle Tipps

Eiweiß
Kartoffeln verfügen nur über einen geringen Eiweißanteil. Die Eiweißqualität optimiert sich jedoch, wenn Kartoffeln zusammen mit Ei, Fleisch oder Milchprodukten, z. B. Speisequark, verzehrt werden.

Portionsgröße
Aufgrund des hohen Kaliumgehaltes von Kartoffeln, muss bei erforderlicher Kaliumeinschränkung die tägliche Verzehrmenge eingeschränkt werden.

Phosphat
Der Phosphatgehalt von Kartoffeln ist gering.

Kalium
Der Kaliumgehalt von Kartoffeln kann durch geeignete küchentechnische Maßnahmen reduziert werden. Hinweise dazu bekommen Sie in den entsprechenden Rezepten.

In der Regel genügen folgende Arbeitsschritte, um den Kaliumgehalt um etwa 50 % zu reduzieren:
Kartoffeln schälen, kleiner schneiden und mit kla-

rem Wasser abspülen. In einer ausreichenden Menge Wasser kochen. Der Wasserüberstand sollte etwa ein- bis zweimal höher sein als die Oberfläche der Kartoffeln. Nach 8 Minuten Kochzeit sollte das Kochwasser gewechselt und verworfen werden. Nunmehr frisches Wasser hinzufügen und zu Ende garen. Das Kochwasser erneut verwerfen.

Beachten Sie, dass das Wässern von Kartoffeln in kaltem Wasser keinen besonderen Vorteil bringt (gilt auch für Obst und Gemüse).

Wenn Sie Kartoffeln mit einem noch höheren Kaliumverlust zubereiten wollen, dann beachten Sie die „Rezeptanleitung" nach Björn Schott. Der Kaliumverlust liegt bei 80 % (siehe Seite 33).

Gerichte, die mit rohen Kartoffeln hergestellt sind, verfügen über den vollen Kaliumgehalt. Dazu gehören Reibekuchen, Rösti, Kartoffelsuppe und Kartoffeln im Eintopf. Kartoffelchips und Pommes frites sind besonders kaliumreich. Pommes frites verlieren während des Frittierens die Hälfte ihres Gewichtes, somit enthalten 50 g Pommes frites den Kaliumgehalt von 100 g rohen Kartoffeln.

Kartoffelknödel verlieren durch Garziehen etwa 50 % ihres Kaliumgehaltes.

Kochsalz
Von Natur aus sind Kartoffeln kochsalzarm. Fertiggerichte mit Kartoffeln und Kartoffelzubereitungen wie Chips und Pommes frites sind mitunter stark gesalzen.

Flüssigkeit
Kartoffeln haben einen mittleren Wassergehalt. Dieser erhöht sich bei der Zubereitung von Kartoffelbrei.

Besonderer Hinweis
Bereiten Sie aus kaliumarm vorgekochten Kartoffeln selber Bratkartoffeln, Rösti, Kartoffelbrei und Kartoffelsalat zu.

Wenn es bei Ihnen während des langen dialysefreien Wochenendes zu einem kritischen Kaliumanstieg kommt, dann sollten Sie auf den Verzehr von Kartoffeln verzichten. Bevorzugen Sie Reis, Nudeln, Couscous, Polenta, Semmelknödel und Gerichte, die mit Blätterteig hergestellt sind. Unterwegs sind Brötchen schnell griffbereit.

Wenn Sie auf keine Kaliumeinsparung achten müssen, können Sie Kartoffeln auf verschiedene Art und Weise zubereiten.

Ein besonderer Leckerbissen sind gebackene Kartoffelachtel nach mediterraner Art: Kartoffeln mit Schale gründlich waschen und achteln. Olivenöl zusammen mit gehackten Rosmarinnadeln und Paprika edelsüß in eine Küchenschüssel geben und die Kartoffelachtel darin schwenken. Im vorgeheizten Backofen bei 180 °C ca. 12 Minuten backen.

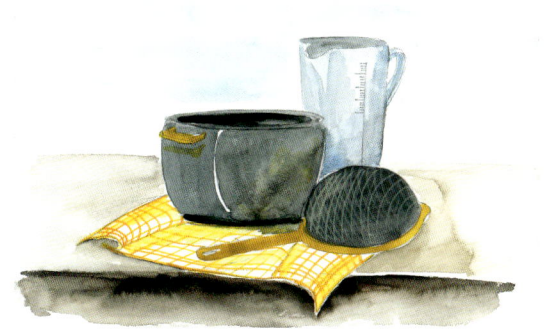

KARTOFFELN, KARTOFFELGERICHTE

ZUTATEN FÜR 1 PORTION:
140 g Kartoffeln

Für das Kochwasser, wahlweise:
Lorbeerblatt oder Kümmel

Zum Bestreuen:
1 g Petersilie

NÄHRWERTE FÜR 1 PORTION:

kcal:	100
Eiweiß:	3 g
Fett:	0 g
Kohlenhydrate:	21 g
BE:	1,5
Ballaststoffe:	3 g
Cholesterin:	0 mg
Kochsalz:	0 g
Kalzium:	10 mg
Kaliumpunkte:	4
Phosphatpunkte:	1,5

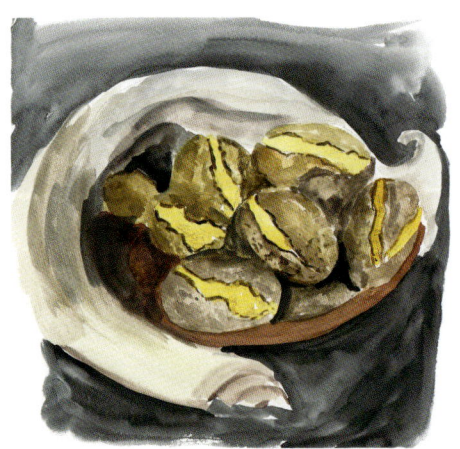

Kartoffeln,
gekocht

Kartoffeln klein schneiden, mit kaltem Wasser abspülen und in einer ausreichenden Menge Wasser 7–8 Minuten kochen. Kochwasser wegschütten.

Frisches Wasser und gewünschte Gewürze zugeben. Kartoffeln zu Ende garen, das Kochwasser ebenfalls verwerfen. Den Topf zurück auf die Herdplatte stellen, ein Küchentuch zwischen Topf und Deckel legen und die Kartoffeln trockendämpfen (auf diese Weise werden die Kartoffeln flockig).

Petersilie hacken und die Kartoffeln damit bestreuen.

 Tipp

Durch die angegebenen Maßnahmen wird ein Kaliumverlust von ca. 50 % erreicht.

Petersilie lässt sich durch Dill, Kerbel oder Schnittlauch ersetzen.

Kartoffelbrei
(mit Sahne-Wasser-Gemisch)

ZUTATEN FÜR 1 PORTION:
120 g Kartoffeln
15 g Sahne
25 g Wasser
Muskat
1 g Petersilie

NÄHRWERTE FÜR 1 PORTION:
kcal:	100
Eiweiß:	3 g
Fett:	2 g
Kohlenhydrate:	19 g
BE:	1,5
Ballaststoffe:	3 g
Cholesterin:	5 mg
Kochsalz:	0 g
Kalzium:	30 mg
Kaliumpunkte:	4
Phosphatpunkte:	1,5

Kartoffeln in Würfel von 3–4 cm Kantenlänge schneiden und mit Wasser abspülen. In ausreichender Menge Wasser kochen und nach 8 Minuten Kochzeit das Wasser wechseln. Das Kochwasser beide Male verwerfen. Gekochte Kartoffeln stampfen.

Flüssigkeit erhitzen, unterschlagen und den Kartoffelbrei abschmecken. Mit gehackter Petersilie bestreuen.

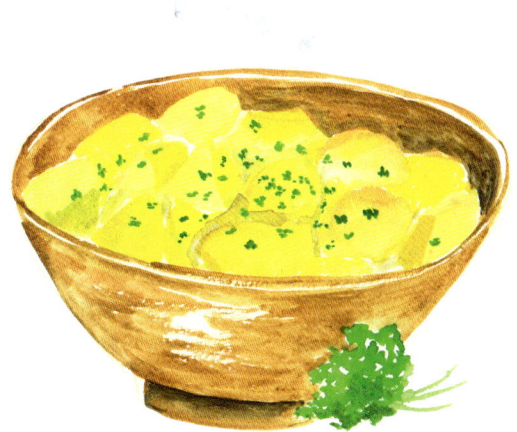

 **Tipp**

Kartoffelbrei Prinzessinnen Art
Mischen Sie unter den Kartoffelbrei einen Esslöffel gekochte Erbsen.

KARTOFFELN, KARTOFFELGERICHTE

Kartoffelsalat

ZUTATEN FÜR 1 PORTION:
120 g Kartoffeln
15 g Cornichons, Konserve
10 g geschälte Äpfel
½ hart gekochtes Ei (25 g)

Für die Salatsoße:
30 g saure Sahne
10 g Salatmayonnaise
etwas Gurkenbrühe
weißer Pfeffer

Zum Garnieren:
2 g Schnittlauch

Kartoffeln in Viertel schneiden und abspülen. In einer ausreichenden Menge Wasser 8 Minuten kochen. Kochwasser abschütten und den Kochvorgang wiederholen. Die Kochflüssigkeit verwerfen.

Kartoffeln abkühlen lassen und in Scheiben schneiden. Cornichons und Äpfel fein würfeln. Ei hacken.

Saure Sahne und Mayonnaise mit etwas Gurkenbrühe glatt rühren. Alle Zutaten miteinander vermischen, mit Pfeffer abschmecken und gut durchziehen lassen.

Schnittlauch in feine Röllchen schneiden. Den Kartoffelsalat damit bestreuen.

 **Tipp**

Bei Bedarf mit etwas Weißwein- oder weißem Balsamico-Essig nachträglich abschmecken.

NÄHRWERTE FÜR 1 PORTION:

kcal:	210
Eiweiß:	6 g
Fett:	11 g
Kohlenhydrate:	21 g
BE:	2
Ballaststoffe:	3 g
Cholesterin:	90 mg
Kochsalz:	0,6 g
Kalzium:	60 mg
Kaliumpunkte:	5
Phosphatpunkte:	3

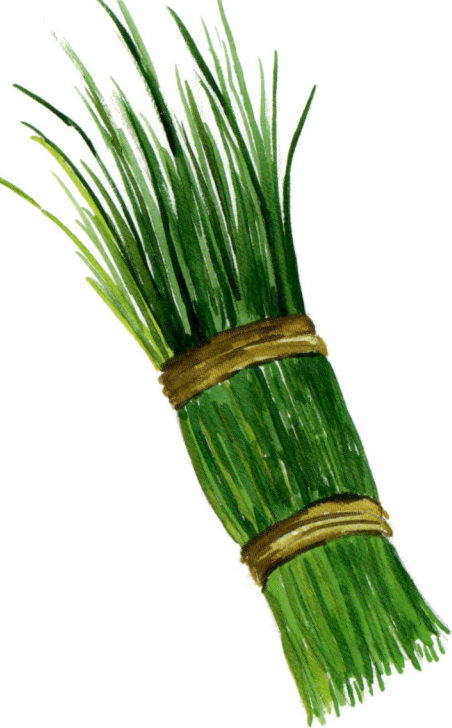

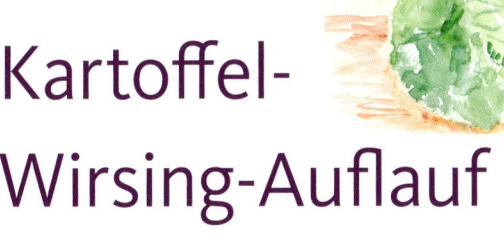

Kartoffel-Wirsing-Auflauf

Kartoffeln in ½ cm dicke Scheiben schneiden und mit kaltem Wasser abspülen. In einer ausreichenden Menge frischem Wasser ca. 7 Minuten kochen, das Kochwasser wegschütten und den Vorgang wiederholen.

Wirsing in grobe Streifen schneiden. Eine ausreichende Menge Wasser zum Kochen bringen und den Wirsing unter Zugabe von einer kleinen Prise Salz ca. 10 Minuten kochen. Auf ein Sieb geben und gut abtropfen lassen.

Öl in einem Topf erhitzen. Zwiebeln und Dörrfleisch würfeln und in dem Fett kurz anschmoren. Den vorgekochten Wirsing zugeben und weiterschmoren. Zum Schluss eine kleine Menge Wasser hinzufügen (muss wieder verkochen) und bei geschlossenem Deckel das Gemüse fast weich garen.

Eine flache Auflaufform ausfetten. Wirsing und Kartoffeln in die Form schichten.

Schmand nach eigenem Geschmack würzen. Käse reiben und darunter mischen. Den Schmandguss über dem Auflauf verteilen.

Im vorgeheizten Backofen auf der mittleren Schiene bei 180 °C ca. 15 Minuten überbacken.

KARTOFFELN, KARTOFFELGERICHTE

ZUTATEN FÜR 1 PORTION:
120 g Kartoffeln
100 g Wirsing
5 g Rapsöl
20 g Zwiebeln
10 g Dörrfleisch

Zum Ausfetten der Form:
3 g Margarine

Für den Schmandguss:
40 g Schmand
Pfeffer
Kümmel
gemahlener Koriander
Muskatnuss
30 g Gouda, 48 % Fett

NÄHRWERTE FÜR 1 PORTION:

kcal:	440
Eiweiß:	14 g
Fett:	33 g
Kohlenhydrate:	23 g
BE:	1,5
Ballaststoffe:	5 g
Cholesterin:	60 mg
Kochsalz:	1 g
(als Zutat nicht berechnet)	
Kalzium:	340 mg
Kaliumpunkte:	6,5
Phosphatpunkte:	6

 Tipp

10 g Dörrfleisch und 30 g Gouda enthalten gleich viel Salz.

Obst, Schalenfrüchte

		Portion	Kalium	Phosphat
Apfel, Birne, Erdbeere, Heidelbeere, Preiselbeere, Sanddorn, Sauerkirsche, Wassermelone, Limonen-, Zitronensaft	roh, tiefgefroren, Mus, gekocht (auch Konserven), mit Saft	100 g	1	0,2
Ananas, Brombeere, Feige, Grapefruit, Himbeere, Johannisbeere, Kaktusfeige, Litschi, Mandarine, Mango, Mirabelle, Orange, Pfirsich, Pflaume, Quitte, Reineclaude, Stachelbeere, Süßkirsche, Weintraube, rot und weiß	gekocht (auch Konserven), **ohne** Saft	100 g	1	0,2
	roh oder tiefgefroren	100 g	3	0,2
Aprikose, Banane, Honigmelone, schwarze Johannisbeere, Kaki, Kiwi, Nektarine, Papaya	gekocht (auch Konserven), **ohne** Saft	100 g	3	0,2
	roh oder tiefgefroren	100 g	5	0,2
Avocado		100 g	✕	1
Oliven, mariniert		20 g	0,2	0,2
Trockenobst I: Apfel, Birne, Dattel, Feige, Korinthe, Pflaume, Rosine, Sultanine		50 g	5	1
Trockenobst II: Aprikose, Banane, Pfirsich		50 g	✕	1

Obst, Schalenfrüchte

		Portion	Kalium	Phosphat
Schalenfrüchte: Cashew-Nuss, Erdnuss, Haselnuss, Kastanie, Kokosflocken, Mandel, Mohn, Paranuss, Sesamsamen, Sonnenblumenkerne, Walnuss		50 g	5	5
Pistazienkerne		50 g	✗	5

Wertvolle Tipps

Eiweiß
Obst enthält nur sehr wenig Eiweiß. Schalenfrüchte (Nüsse, Kerne und Samen) sind eiweißreich.

Portionsgröße
Begrenzen Sie bei notwendiger Flüssigkeitseinschränkung die tägliche Obstmenge auf ca. 150–250 g. Hierzu zählen Frischobst, Konservenware und Säfte.

Der Verzehr von Schalenfrüchten sollte die Ausnahme sein (nur kleinste Mengen).

Phosphat
Obst ist phosphatarm, während Schalenfrüchte als phosphatreich gelten. Nicht zu empfehlen ist ein „Nussbecher" in der Eisdiele, Studentenfutter, Nussschokolade, typische Nusskuchen u. ä. Erzeugnisse.

Kalium
Frischobst enthält unterschiedlich hohe Kaliummengen. Bevorzugen Sie bei erhöhten Kaliumwerten Obst der ersten beiden Gruppen. Achten Sie auf die richtige Portionsgröße. Sie können kaliumarmes Obst auch roh verzehren und zu anderen Gelegenheiten Kalium einsparen.

Kaliumreiche frische oder tiefgefrorene Früchte sollten Sie in einer ausreichenden Menge Wasser kochen und die Kochflüssigkeit verwerfen. Das gilt auch für die Flüssigkeit von Obstkonserven oder selbst eingekochtem Obst. Es werden auch Obstkonserven im eigenen Saft angeboten, z. B. Ananas und Mandarinen. Hierbei kommt es zu keiner Verminderung des Kaliums. Frucht- und Flüssigkeitsanteil sind wie Frischobst zu bewerten.

Sie können auch kaliumreiches Obst zu Beginn der Dialysebehandlung verzehren (s. Seite 62).

Obstsäfte und tiefgefrorenes Obst enthalten den vollen Kaliumgehalt von Frischobst.

Bei notwendiger Kaliumeinschränkung sollten Sie die Auftauflüssigkeit von gefrorenem Obst nicht verzehren.

Trockenfrüchte und daraus hergestelltes Früchtebrot sind besonders kaliumreich.

Kochsalz

Oliven sind meistens mariniert und somit gesalzen. Verzichten Sie in jedem Fall auf eingelegte griechische schwarze Oliven, die besonders salzreich sind.

Der Kochsalzgehalt spielt bei gesalzenen Nüssen und Mandeln, auch Erdnussflocken, eine Rolle. Sie sind nicht zu empfehlen, da sie gleichzeitig phosphat- und kaliumreich sind.

Flüssigkeit

Bei unzureichender oder mangelnder Restausscheidung ist die tägliche Obstmenge, aber auch der Genuss von Obstsäften begrenzt. Verzichten Sie auf den Saft von Obstkonserven und verzehren Sie nur den Fruchtanteil.

Das während der Dialysesitzung verzehrte Obst muss in die Flüssigkeitsbilanz einbezogen werden.

Besonderer Hinweis

Obst schmeckt erfrischend und enthält wertvolle Vitamine.

Zitronen- bzw. Limonensaft ist besonders reich an Vitamin C, jedoch kaliumarm. Zitronensaft eignet sich zum Abschmecken vieler Gerichte. Dies erspart vor allem in Verbindung mit Kräutern und Gewürzen die Zugabe von Salz.

Auch in der pikanten Küche ist Obst anzutreffen, z. B. Möhrengemüse und Selleriesalat mit Äpfeln. Packen Sie zwischen ein belegtes Käsebrötchen nach Belieben Salatblätter und in dünne Scheiben geschnittene Äpfel oder Birnen.

In der Weihnachtsbäckerei sollten Sie sich kleinere Mengen an Rosinen, Nüssen und Mandeln zugestehen und mit Genuss essen. Nehmen Sie nur etwa ein Drittel der im Rezept angegebenen Nüsse, Mandeln und Rosinen.

Verzehren Sie kein Trockenobst, um Ihre Verdauung zu regulieren (hier ist Milchzucker hilfreich).

Wenden Sie sich bei derartigen Problemen an Ihren Arzt

Anmerkung für Nierentransplantierte

Bei dem Verzehr von Grapefruits und Pomelos und der gleichzeitigen Aufnahme von Immunsuppressiva kommt es im Darm zu bestimmten Interaktionen. Die Wirkstoffe werden verändert aufgenommen. Nehmen Sie Kontakt zu Ihrem Nephrologen auf.

Grapefruits und Pomelos werden als reine Frucht verzehrt und in Obstsalat verarbeitet. Weitere Produkte: Fruchtsäfte, Multivitaminsäfte, Limonaden, Fruchtbonbons, Brausetabletten etc. Beachten Sie die Zutatenliste.

Sternfrucht (Karambole)

Die Sternfrucht enthält ein Nervengift (Caramboxin), das nach dem Genuss bei Dialysepatienten zu ernsthaften gesundheitlichen Problemen führen kann. Meiden Sie strikt den Verzehr.

OBST, SCHALENFRÜCHTE

Chicoréesalat
mit Mandarinen

Den Chicoréekolben längs halbieren und in breite Stücke schneiden.

Die Salatsoße zubereiten.

Alle Zutaten miteinander vermischen und durchziehen lassen.

 Tipp

Schmeckt auch mit Äpfeln.

Wenn genug Spielraum für die tägliche Kaliumzufuhr bleibt, kann die Salatsoße mit etwas Tomaten-Ketchup abgerundet werden. 5 g enthalten 30 mg Kalium.

ZUTATEN FÜR 1 PORTION:
60 g Chicorée
20 g Mandarinen, Konserve

Für die Salatsoße:
5 g Zitronensaft
15 g Sahne
20 g saure Sahne
1 g Zucker
weißer Pfeffer

NÄHRWERTE FÜR 1 PORTION:
kcal:	100
Eiweiß:	2 g
Fett:	7 g
Kohlenhydrate:	7 g
BE:	0,5
Ballaststoffe:	1 g
Cholesterin:	20 mg
Kochsalz:	0,1 g
Kalzium:	50 mg
Kaliumpunkte:	2,5
Phosphatpunkte:	1

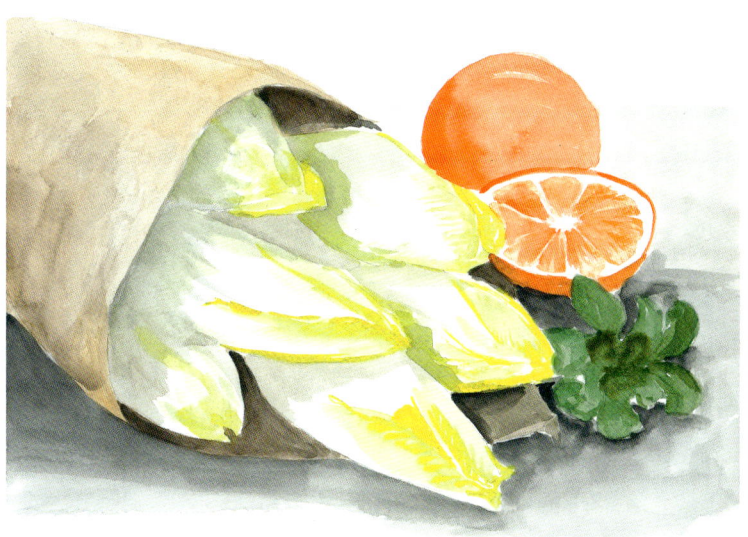

OBST, SCHALENFRÜCHTE

ZUTATEN FÜR 1 PORTION:
100 g Äpfel, geschält und entkernt

Für das Kochwasser:
wenig Zucker
wenig Zitronensaft
1 kl. Stück Zimtstange

Für die Vanillesoße:
20 g Sahne
30 g Wasser
2 g Vanillesoßenpulver zum Kochen
3 g Zucker

NÄHRWERTE FÜR 1 PORTION:

kcal:	140
Eiweiß:	1 g
Fett:	7 g
Kohlenhydrate:	17 g
BE:	1,5
Ballaststoffe:	2 g
Cholesterin:	20 mg
Kochsalz:	0 g
Kalzium:	20 mg
Kaliumpunkte:	1,5
Phosphatpunkte:	0,5

Dunstapfel
mit Vanillesoße

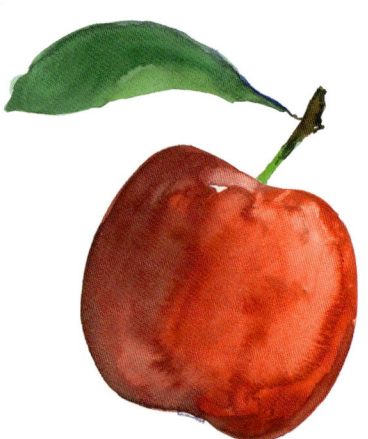

Wasser in einen Topf füllen und leicht mit Zucker und Zitronensaft abschmecken, Zimtstange hinzufügen und zum Kochen bringen. Das untere Drittel des Apfels sollte in der Kochflüssigkeit stehen. Bei nicht ganz geschlossenem Deckel schwach kochen lassen, bis der Apfel bissfest ist. Mit einem Seihlöffel entnehmen, abtropfen lassen und in ein Kompottschälchen setzen.

Vanillesoße kochen und mit dem Dunstapfel servieren.

 Tipp

Das Kerngehäuse lässt sich mühelos mit einem Apfelausstecher entfernen (Haushaltswarenabteilung).

Die Vanillesoße passt auch zu gekochten Birnen oder Stachelbeeren (ohne Saft).

Limonenquark

Die Zutaten für die Quarkspeise miteinander glatt rühren und in ein Dessertschälchen füllen.

Mit einem Klecks Preiselbeeren, dem Minzeblättchen und der Limonenschale garnieren.

 Tipp

Limonensaft hat im Vergleich zu Zitronensaft einen lieblicheren Geschmack.

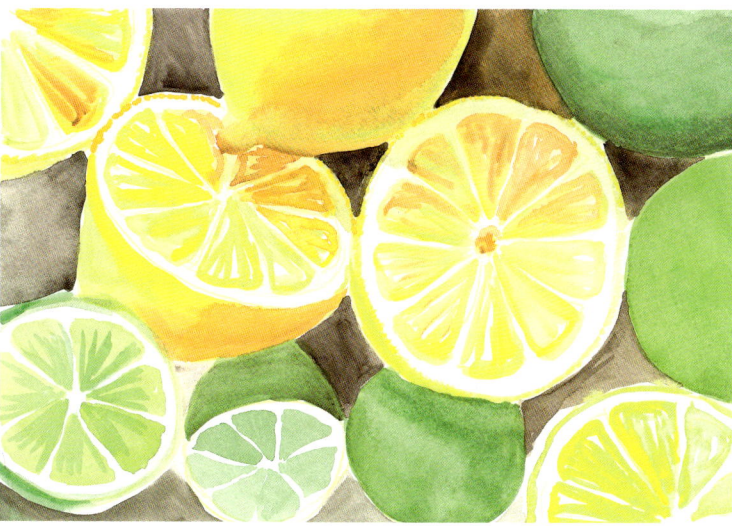

ZUTATEN FÜR 1 PORTION:
80 g Speisequark, 20 % Fett
30 ml Reisdrink (ohne Phosphatzusatz)
5 g Honig
2 g Zucker
5 g Limonensaft

Zur Garnitur:
15 g Preiselbeeren, Konserve
1 St. Minzeblättchen
wenig in Streifen geschnittene
unbehandelt Limonenschale

NÄHRWERTE FÜR 1 PORTION:

kcal:	150
Eiweiß:	10 g
Fett:	4 g
Kohlenhydrate:	18
BE:	1,5
Ballaststoffe:	0 g
Cholesterin:	15 mg
Kochsalz:	0,1 g
Kalzium:	70 mg
Kaliumpunkte:	1
Phosphatpunkte:	3

OBST, SCHALENFRÜCHTE

ZUTATEN FÜR 1 PORTION:
20 g Milchreis
150 ml Reisdrink (ohne Phosphatzusatz)
20 g Sahne
1 kl. Stück Zimtstange

40 g Pflaumen, Konserve

NÄHRWERTE FÜR 1 PORTION:
kcal:	220
Eiweiß:	2 g
Fett:	8 g
Kohlenhydrate:	38 g
BE:	3
Ballaststoffe:	1 g
Cholesterin:	20 mg
Kochsalz:	0,1 g
Kalzium:	20 mg
Kaliumpunkte:	1,5
Phosphatpunkte:	1

Milchreis
mit Pflaumenkompott

Milchreis in ein Küchensieb geben und mit kaltem Wasser abbrausen. Reisdrink zusammen mit der Sahne zum Kochen bringen. Zimtstange zugeben. Milchreis unter Rühren (Kochlöffel) in die kochende Flüssigkeit geben. 40 Minuten bei geringer Hitzezufuhr und geschlossenem Deckel ausquellen lassen.

In eine Dessertschale füllen, mit den Pflaumen servieren.

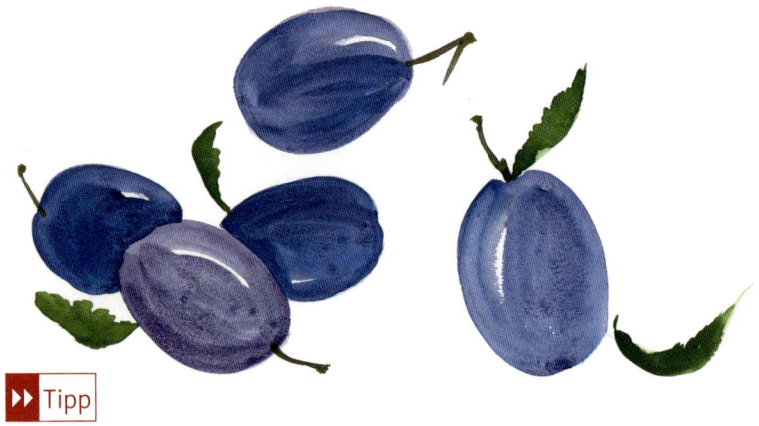

▶▶ **Tipp**

Eine Zugabe von Zucker entfällt, da Reisdrink bereits süßlich schmeckt.

Sie können ebenso frische Pflaumen selber kochen und den Saft verwerfen, um den Kaliumgehalt bei Bedarf zu reduzieren.

Statt Zimtstange können Sie ein Stückchen Zitronenschale mitkochen.

Quarkauflauf mit Stachelbeeren

– süßes Hauptgericht

Eier trennen. Margarine mit dem Zucker und Eigelb schaumig rühren. Quark zugeben. Vanilleschote mit dem Messer längs aufschlitzen, das Mark herauskratzen und zugeben. Nunmehr den Grieß zusammen mit dem Natron unterrühren.
Eiweiß zu Schnee schlagen und zusammen mit den Stachelbeeren unter die Quarkmasse heben.
Eine hohe Auflaufform einfetten. Die Masse einfüllen.
Im vorgeheizten Backofen auf der mittleren Schiene bei 180 °C ca. 30–40 Minuten backen.

ZUTATEN FÜR 2 PORTIONEN:
2 St. Eier (M)
30 g Margarine
40 g Zucker
250 g Speisequark, Magerstufe

1 kl. Stück Vanilleschote
30 g Weizengrieß

1 g Natron
100 g Stachelbeeren, Konserve

Zum Ausfetten der Form:
5 g Margarine

NÄHRWERTE FÜR 1 PORTION:
kcal:	470
Eiweiß:	26 g
Fett:	21 g
Kohlenhydrate:	46 g
BE:	4
Ballaststoffe:	2 g
Cholesterin:	210 mg
Kochsalz:	0,9 g
Kalzium:	150 mg
Kaliumpunkte:	3,5
Phosphatpunkte:	6,5

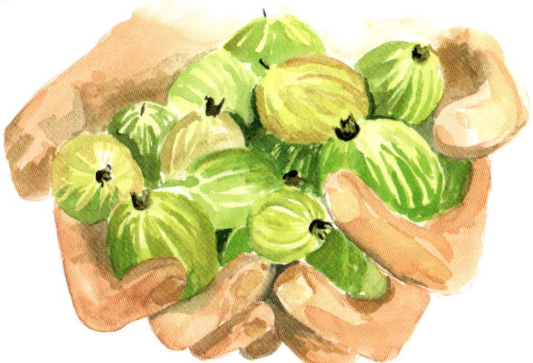

 **Tipp**

Der Quarkauflauf schmeckt ebenfalls mit Äpfeln, Sauerkirschen und Pflaumen.

Der Quarkauflauf ist eiweißreich und ersetzt eine Fleisch- oder Fischmahlzeit.

Süße Brotaufstriche, Süßwaren

		Portion	Kalium	Phosphat
weißer Zucker, Bienenhonig, Fruchtzucker, Bonbons, Kaugummi			0,2	0,2
Gelee, Konfitüre, Marmelade, Ahornsirup, Fruchtgummi einfach (Gummibärchen), Geleefrüchte, Karamellen, Fruchteis, brauner Zucker	alle Sorten	50 g	1	0,2
Fruchtgummi auf Fruchtsaftbasis, Lakritze		30 g		
Milch- und Rahmeis	alle Sorten 1 Kugel	50 g	1	1
Popcorn, Puffreis, Pralinen, Schaumküsse mit Schokoladenüberzug		50 g		
Apfelkraut, Birnenkraut, Pflaumenmus		50 g	3	0,2
Krokant, Marzipan, Müsli-Riegel, Nuss-Nougat-Brotaufstrich, Schokolade (dunkel und hell)		50 g	3	3
Rübensirup		30 g	5	0,2

Wertvolle Tipps

Eiweiß
Süßwaren, Honig, Konfitüren und Gelees sind praktisch eiweißfrei. Eine Ausnahme sind Fruchtgummis, die mit Gelatine hergestellt sind. Es gibt jedoch Fruchtgummis, die mit eiweißfreier Kartoffel- oder Tapiokastärke hergestellt sind.

Ein geringer Eiweißgehalt ist ebenfalls enthalten in Eiscreme, Schokoladen- und Getreideerzeugnissen, z. B. Nuss-Nougat-Brotaufstrich sowie Schoko- und Müsliriegel.

Portionsgröße
Halten Sie den Verzehr aller zuckerhaltigen Lebensmittel in Grenzen, denn ein Zuviel verstärkt das Durstgefühl.

Phosphat
Zucker- und fruchthaltige Süßwaren sowie alle Sorten Marmelade sind phosphatarm. Produkte, die auf der Basis von Milch, Vollgetreide, z. B. Müsli-Riegel, Schalenfrüchten und Schokolade hergestellt sind, enthalten entsprechend viel Phosphat. Wählen Sie mit Hilfe der Tabelle aus.

Kalium
Bei notwendiger streng kaliumarmer Ernährung sollten Sie Konfitüre aus kaliumarmen Obstsorten bevorzugen, siehe Obsttabelle.

Echtes Pflaumenmus ist besonders kaliumreich, da die Pflaumen bei der Herstellung sehr stark eingekocht werden. 5 kg frische Früchte ergeben ca. 1 kg Pflaumenmus. Zucker wird hierbei nicht zugegeben.

Zu empfehlen ist selbst gekochte Pflaumenmarmelade: 1 kg frische Pflaumen plus 1 kg Gelierzucker (1:1).

Fruchtgummis, die aus echtem Fruchtsaft hergestellt sind, verfügen über einen höheren Kaliumgehalt als solche, die nur mit Glukosesirup, Säuerungsmittel und Aromen hergestellt sind (siehe Zutatenliste). Gelatine ist frei von Phosphat und enthält kaum Kalium.

Süßwaren, hergestellt aus Vollgetreide, Schalenfrüchten und Schokolade, z. B. Nuss- und Müsliriegel, sind ebenfalls reich an Phosphat. Weiße Schokolade enthält vergleichsweise etwas weniger Kalium als braune.

Der Kalium- und Phosphatgehalt von Rahmeis liegt um etwa die Hälfte niedriger als bei Milchspeiseeis. Dennoch gehört es in dieselbe Punktebewertung.

Rübenkraut enthält eine geballte Ladung Kalium. Es ist somit in der kaliumarmen Ernährung nicht zu empfehlen.

Lakritze (auch Salmiakpastillen) enthalten Glycyrrhizinsäure. Bei noch vorhandener Restausscheidung wird Wasser im Körper zurückbehalten und der Blutdruck steigt.

Vermeiden Sie den Verzehr größerer Mengen, insbesondere ausländischer Ware.

Kochsalz
Unbedeutend.

Flüssigkeit
Der Flüssigkeitsgehalt ist von keiner bzw. geringer Bedeutung. Eine Ausnahme ist der Verzehr größerer Mengen Speiseeis, Fruchteisbecher oder Eiskaffee.

**Besonderer Hinweis
Rezepte aus der eigenen Küche**

Haferkrokant

Geben Sie ein haselnussgroßes Stück Butter in eine beschichtete Pfanne und lassen Sie es bei mittlerer Hitze schmelzen. Fügen Sie jeweils 10 g kleinblättrige Haferflocken und Zucker hinzu. Rösten Sie die Haferflocken leicht an, wobei der Zucker leicht karamellisiert.

Haferkrokant ist geeignet zum Garnieren von Kuchen, Süßspeisen und Eiscreme.

Im Vergleich zu Nüssen und Mandeln enthält Haferkrokant weniger Phosphat und Kalium.

Erdbeereis

Speisequark, 40 % Fett mit etwas Sahne und Zucker, wahlweise auch Honig oder Süßstoff, in einer Schüssel cremig rühren. Pürierte Erdbeeren und etwas abgeriebene unbehandelte Zitronenschale hinzugeben. Die Masse in ein Gefriergefäß umfüllen und für 4 Stunden in das Frostfach stellen, evtl. zwischendurch umrühren.

Sahne-Fruchteis

Pürieren Sie zuerst sonnengereifte kaliumarme Früchte und schmecken Sie die Fruchtmasse leicht mit Zucker (oder Süßstoff) ab. Heben Sie geschlagene Sahne darunter.

Verarbeiten Sie die Masse in einer Eismaschine und lassen Sie sie anschließend im Tiefkühler gefrieren.

Sie können einen Teil der Schlagsahne auch durch Schmand, saure Sahne oder pflanzliche Crème fraîche ersetzen.

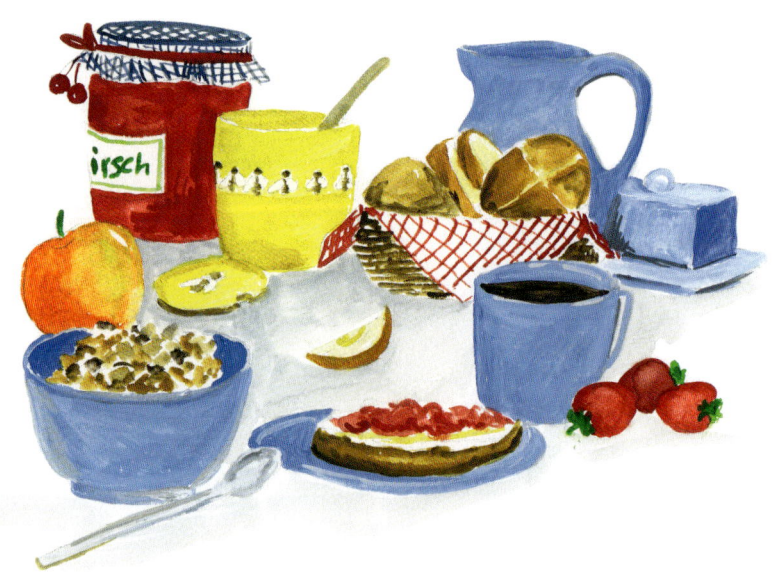

SÜSSE BROTAUFSTRICHE, SÜSSWAREN

Birnen-Lebkuchen-Auflauf

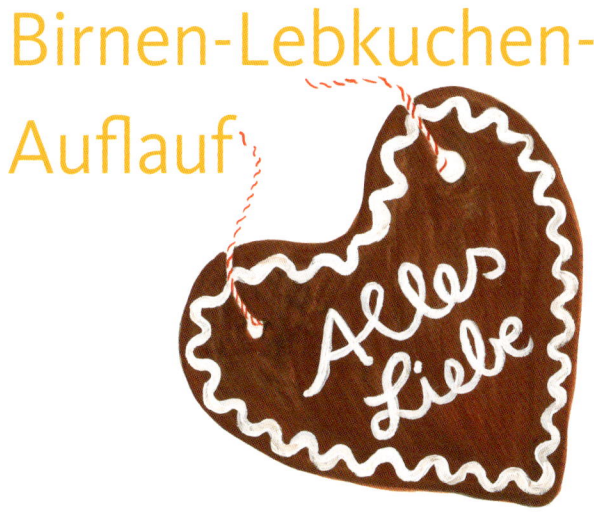

Birnen in Scheiben oder Würfel schneiden. Eine Auflaufform ausfetten.

Margarine mit dem Zucker, Vanillinzucker und Eigelb schaumig rühren. Quark, Zitronensaft, Vanillepuddingpulver und Lebkuchengewürz dazugeben. Eischnee zu festem Schnee schlagen und unter die Quarkmasse heben.

Die Form in den vorgeheizten Backofen schieben und den Auflauf bei 180 °C etwa 20 Minuten backen.

Mit Puderzucker bestäuben.

 Tipp

Sie können auch frische Birnen verarbeiten, denn sie sind von Natur aus kaliumarm.

Schmeckt auch mit Äpfeln, Sauerkirschen und gekochten Pflaumen.

ZUTATEN FÜR 2 PORTIONEN:

100 g Birnen, Konserve, abgetropft
25 g Margarine
12 g Zucker
½ P. Vanillinzucker
1 St. Ei (M), getrennt
125 g Quark, 20 % Fett
5 g Zitronensaft
10 g Vanillepuddingpulver zum Kochen
2 Msp. Lebkuchengewürz

Zum Ausfetten der Form:
5 g Margarine

Zum Bestäuben:
2 g Puderzucker

NÄHRWERTE FÜR 1 PORTION:

kcal:	310
Eiweiß:	11 g
Fett:	18 g
Kohlenhydrate:	24 g
BE:	2
Ballaststoffe:	1 g
Cholesterin:	110 mg
Kochsalz:	0,2 g
Kalzium:	70 mg
Kaliumpunkte:	2
Phosphatpunkte:	3,5

SÜSSE BROTAUFSTRICHE, SÜSSWAREN

ZUTATEN FÜR 1 PORTION:
30 g Buchweizenmehl
30 g Reismehl
70 g Sojadrink (ohne Phosphatzusatz)
30 g saure Sahne
1 St. Ei (M)
5 g Zucker

Zum Ausbacken:
10 g Margarine

Zum Füllen:
30 g Hagebuttenkonfitüre

NÄHRWERTE FÜR 1 PORTION:
kcal:	520
Eiweiß:	16 g
Fett:	19 g
Kohlenhydrate:	72 g
BE:	6
Ballaststoffe:	3 g
Cholesterin:	220 mg
Kochsalz:	0,4 g
Kalzium:	100 mg
Kaliumpunkte:	5
Phosphatpunkte:	5,5

Buchweizenpfannkuchen mit Hagebuttenkonfitüre

Einen Pfannkuchenteig herstellen und 15 Minuten quellen lassen.

In einer beschichteten Pfanne nacheinander zwei Pfannkuchen ausbacken. Mit der Konfitüre füllen.

 Tipp

Buchweizen- und Reismehl können durch Weizenmehl, Type 405 ersetzt werden.

Sojadrink kann gegen ein Sahne-Wasser-Gemisch ausgetauscht werden.

Die saure Sahne lockert den Backteig.

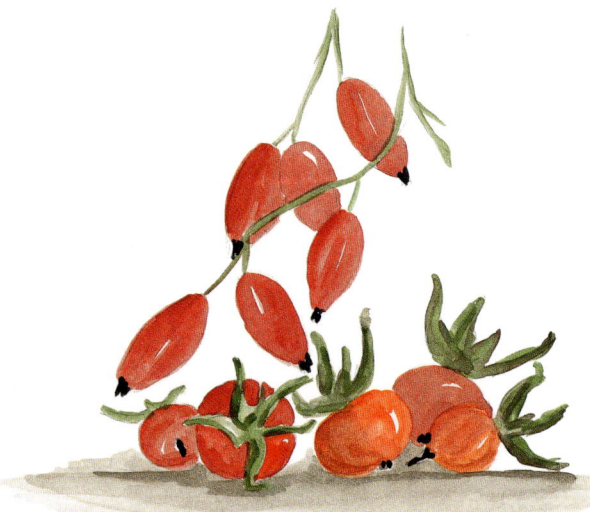

SÜSSE BROTAUFSTRICHE, SÜSSWAREN

Vanilleeis
mit heißen Himbeeren

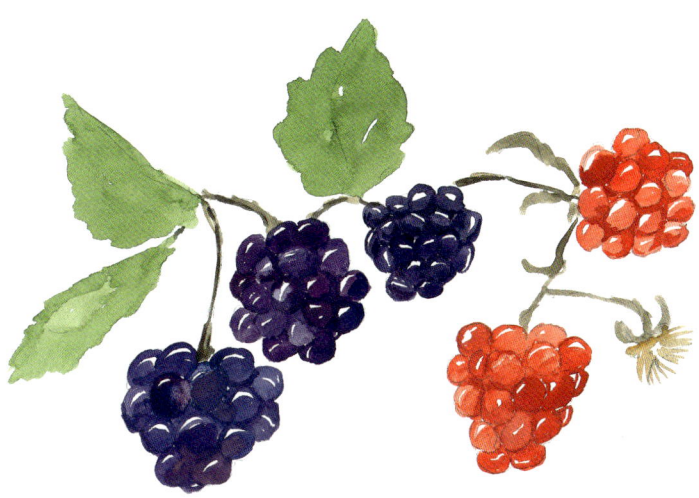

ZUTATEN FÜR 1 PORTION:
80 g Vanilleeis auf Milchbasis
(2 Kugeln)

Für die Himbeersoße:
40 g Himbeeren, frisch oder
tiefgekühlt
2 g Kartoffelstärke
5 g Zucker
1 g Zitronensaft

Zum Garnieren:
1 g Minzeblättchen

NÄHRWERTE FÜR 1 PORTION:
kcal:	140
Eiweiß:	1 g
Fett:	1 g
Kohlenhydrate:	32 g
BE:	3
Ballaststoffe:	2 g
Cholesterin:	5 mg
Kochsalz:	0 g
Kalzium:	60 mg
Kaliumpunkte:	1,5
Phosphatpunkte:	1

Zwei Vanilleeiskugeln in einen Eisbecher füllen.

Die Himbeeren mit wenig Wasser zum Kochen bringen. Kartoffelstärke mit etwas kaltem Wasser anrühren, zu den Himbeeren geben und unter leichtem Rühren aufkochen.

Die Himbeersoße mit Zucker und Zitronensaft abschmecken.

Noch heiß mit dem Vanilleeis servieren und mit einem Minzeblättchen garnieren.

 **Tipp**

Schmeckt auch mit gekochten Brombeeren oder Sauerkirschen.

Milch, Milchprodukte, Milch-Ersatz

		Portion	Kalium	Phosphat
Milch, Dickmilch, Joghurt, (Ayran), Kefir, Buttermilch; Kakaogetränk	alles auch mit Früchten, Kakao, Müsli oder als Dessert	150 g	3	3
Sahne-Wasser-Gemisch mit einem Sahneanteil von 30 bis 50 g pro Portion, Sojadrink (ohne Phosphatzusatz), Haferdrink, Sojajoghurt (ohne Phosphatzusatz)		150 g	1	0,2
Kaffeeweißer, pflanzlich		5 g		
Reisdrink (ohne Phosphatzusatz)		150 g	0,2	0,2
Kaffeesahne		15 g		
Kondensmilch		15 g	1	1
150 Milliliter (ml) entsprechen einer gefüllten Kaffeetasse.				

Wertvolle Tipps

Eiweiß
Milch, Sojadrink und vergleichbare Produkte haben einen ähnlich hohen Eiweißgehalt. Der Eiweißgehalt von einem Sahne-Wasser-Gemisch, Hafer- und Reisdrink ist jedoch sehr gering.

Portionsgrößen
Orientieren Sie sich an den Angaben in den Tabellen, um Ihre Kost dialysegerecht zu gestalten.

Phosphat
Milch, Dickmilch, Joghurt, (Ayran), Kefir und Buttermilch sind phosphatreich.

Wenn Sie Milch oder Milchprodukte verzehren möchten, dann sollten Sie sich nur für eine kleine Portion entscheiden, z. B. einen Schuss Milch in den Kaffee, eine kleinen Portion Vanillesoße, eine kleine Portion Fruchtjoghurt, Eiscreme oder Milch für den Kuchenteig. Bevorzugen Sie Frischmilch.

Kakaogetränke enthalten neben Milch und Zucker noch phosphatreichen Backkakao. Allerdings benötigt man für eine Portion Kakaogetränk oder Schokopudding (nur) ca. 3 g Backkakao. Fertiges Kakaogetränkepulver weist einen ähnlich hohen Phosphatgehalt auf.

Eine echte Trinkschokolade besteht aus Milch und aufgelöster Schokolade und ist somit nicht empfehlenswert.

Kondensmilch enthält zugesetztes Phosphat. Bevorzugen Sie deshalb Kaffeesahne.

Kalium
Die unter „Phosphat" genannten Hinweise gelten auch für den Gehalt an Kalium.

Tipps zum phosphat- und kaliumarmen Kochen mit „Milch"
Milch lässt sich durch verschiedenartige Produkte ersetzen. Sie sind geeignet zur Herstellung von Pudding, süßem Brei, Kartoffelbrei, Aufläufen, süßen und herzhaften Soßen sowie zur Verfeinerung verschiedener herzhafter und süßer Speisen und auch zum Backen.

- Sahne-Wasser-Gemisch
- Kaffeesahne
- Doppelrahmfrischkäse
- Crème fraîche
- Schmand
- saure Sahne
- Haferdrink
- Sojadrink ohne Phosphatzusatz
- Reisdrink ohne Phosphatzusatz
- Mischung aus Soja- und Reisdrink ohne Phosphatzusatz
- „pflanzliche Crème fraîche". Dieses Erzeugnis ist in verschiedenen Fettgehaltsstufen von unterschiedlichen Herstellern im Lebensmittelhandel bzw. Reformhaus oder Naturkostladen erhältlich.

Mischungsverhältnis von Sahne und Wasser

Für Pudding, Soßen, Kartoffelbrei:
ein Teil Sahne + zwei bis drei Teile Wasser
(30 g Sahne + 60–90 ml Wasser)

Für Reis- und Grießbrei sowie Eiermilch für Aufläufe:
ein Teil Sahne + vier Teile Wasser
(40 g Sahne + 150–160 ml Wasser)

Für herzhafte Speisen ist auch ein Gemisch aus saurer Sahne oder Crème fraîche plus Wasser möglich. Verwenden Sie Saure-Sahne-Gemische nur für Aufläufe, weil saure Sahne beim Aufkochen gerinnt.

Kochsalz
Unverarbeiteten Produkten ist kein Kochsalz zugesetzt, siehe auch Zutatenliste.

Ayran ist türkischer Joghurt mit zugesetztem Salz.

Flüssigkeit
Bei nahezu allen Produkten ist der hohe Wassergehalt zu beachten.

Ausgenommen sind Crème fraîche, Doppelrahmfrischkäse, Schmand, saure Sahne und „pflanzliche Crème fraîche". Hierbei fällt vor allem die Menge der hergestellten Soße oder Eiermilch ins Gewicht.

Besonderer Hinweis – Milch-Ersatz
Wer nicht immer auf ein Sahne-Wasser-Gemisch zurückgreifen möchte und auch eine geschmackliche Abwechslung sucht, dem sind nachstehende pflanzliche Produkte zu empfehlen.

Der Vorteil: Sie verfügen über einen weitaus niedrigeren Kalium- und Phosphatgehalt als Milch. Achten Sie bei Ihrem Einkauf darauf, dass die ausgewählten Produkte kein zugesetztes Phosphat enthalten, siehe Zutatenliste.

Finden Sie selbst heraus, für welche Speise Sie welches Produkt einsetzen wollen. Ich bin mir sicher, dass Sie sich rasch an eine neue Geschmacksrichtung gewöhnen.

Haferdrink (z. B. Kölln Smelk® Haferdrink Classic oder mit Vanillegeschmack oder Alnatura Hafer-Drink Natur)

Haferdrink ist von Natur aus eiweißarm und enthält kaum Fett. Daher ist es sinnvoll, eine Fettkomponente (auch auf Pflanzenbasis) zu ergänzen.

Reisdrink (z. B. Alnatura Reis-Drink oder Natumi Reisdrink)

Beachten Sie auch hierbei die Zutatenliste. Reisdrink schmeckt etwas süßlich, ist eiweißarm und enthält kein Fett. Ergänzen Sie wahlweise Sahne, um einen vollmundigeren Geschmack für einen Pudding zu bekommen; z. B. 20–30 g Sahne pro Portion.

Sojadrink (z. B. Bio Alnatura Soja-Drink Natur, Alpro Soya® Drink Bio, Vitaquell Bio SojaDrink Natur) gibt es in verschiedenen Angebotsformen. Es enthält wertvolles Eiweiß und eine gute Fettqualität.

Sojaprodukte sind auch als Portionspackungen in verschiedenen Geschmacksrichtungen im Handel erhältlich, z. B. in Form von „Pudding" und „Joghurt". Sie können auch Speisequark mit käuflichem „Sojapudding" zubereiten.

Sofern Sojaprodukten Phosphat zugesetzt ist, liegt der Phosphatgehalt ähnlich hoch wie bei Milch und Milchprodukten.

Gemische aus Soja- und Reisdrink sind im Handel erhältlich. Schauen Sie auch hier auf die Zutatenliste.

> Bio-Produkte sind frei von zugesetztem Phosphat.

Wenn Sie Fragen zu bestimmten Produkten haben, so wenden Sie sich per Telefon, Post oder Internet an die Hersteller.

MILCH, MILCHPRODUKTE, MILCH-ERSATZ

Ananasbeignets
(mit Reisdrink)

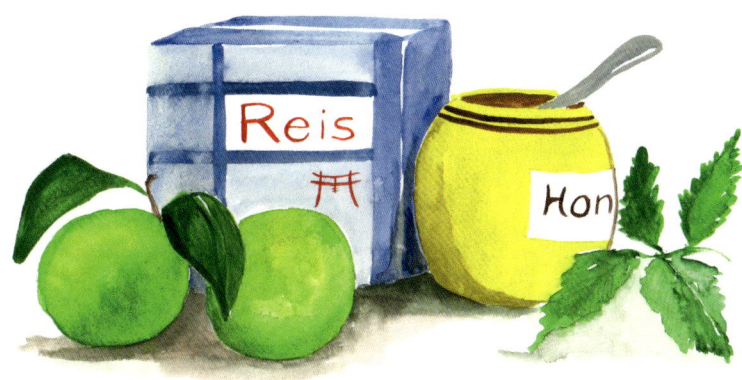

Mehl, Reisdrink, Ei und Zucker verschlagen und 15 Minuten quellen lassen.

Öl und Margarine in einer beschichteten Pfanne erhitzen. Ananas durch den Backteig ziehen und von beiden Seiten zu goldgelb backen.

Mit dem Puderzucker bestäuben.

 Tipp

Sie können auch Äpfel- oder Birnenringe ausbacken. Hierzu passt Zimtzucker.

Herzhafte Variante: Der Teig ist ohne die Zugabe von Zucker zum Ausbacken von Gemüse, z. B. Zucchinischeiben, geeignet.

ZUTATEN FÜR 1 PORTION:
80 g Ananas in Scheiben, Konserve

Für den Backteig:
25 g Weizenmehl, Type 405
20 ml Reisdrink (ohne Phosphatzusatz)
10 g Ei
2 g Zucker

Zum Ausbacken:
3 g Rapsöl
2 g Margarine

Zum Bestäuben:
1 g Puderzucker

NÄHRWERTE FÜR 1 PORTION:
kcal:	220
Eiweiß:	4 g
Fett:	6 g
Kohlenhydrate:	35 g
BE:	3
Ballaststoffe:	2 g
Cholesterin:	40 mg
Kochsalz:	0,1 g
Kalzium:	20 mg
Kaliumpunkte:	2
Phosphatpunkte:	1

Makkaroniauflauf
(mit saurer Sahne)

ZUTATEN FÜR 1 PORTION:
50 g Makkaroni
30 g gekochter Schinken (ohne Zusatz von Phosphat)
50 g Zucchini
30 g Erbsen, Konserve
20 g Mais, Konserve
3 g Rapsöl

Für die Eiermilch:
50 g saure Sahne
1 St. Ei (M)
Thymian, getrocknet
Pfeffer
Muskat
Paprika edelsüß

Zum Ausfetten der Form:
2 g Margarine

Zum Bestreuen:

NÄHRWERTE FÜR 1 PORTION:

kcal:	450
Eiweiß:	24 g
Fett:	18 g
Kohlenhydrate:	47 g
BE:	4
Ballaststoffe:	4 g
Cholesterin:	250 mg
Kochsalz:	1,3 g
Kalzium:	120 mg
Kaliumpunkte:	6
Phosphatpunkte:	6,5

Makkaroni wie gewohnt in ungesalzenem Wasser kochen und das Kochwasser abschütten.

Schinken und Zucchini würfeln. Öl in einer beschichteten Pfanne erhitzen und die Zucchiniwürfel darin 5 Minuten andünsten. Zum Schluss gekochten Schinken, Erbsen und Mais hinzufügen und kurz mitdünsten. Makkaroni daruntermischen.

Eine Auflaufform ausfetten und die Nudelmischung einfüllen.

Saure Sahne mit dem Ei verquirlen, Thymian zerreiben und zusammen mit den übrigen Gewürzen dazugeben. Über dem Auflauf verteilen.

Auflauf im vorgeheizten Backofen bei 175 °C goldbraun backen.

Schnittlauch in feine Röllchen schneiden und über den Auflauf streuen.

Tipp
Schmeckt auch mit Reis, Kartoffeln oder Couscous.

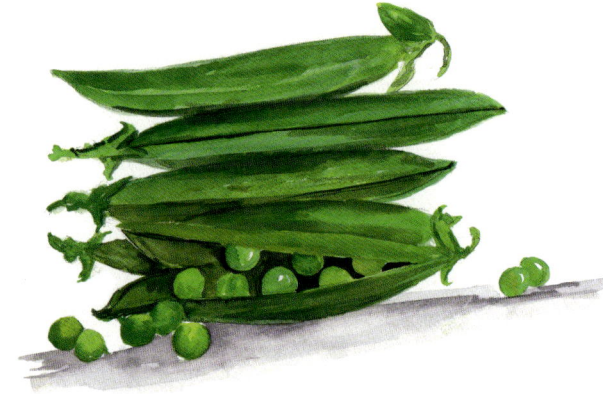

Sahne-Pudding

mit Stachelbeeren

(mit Sahne-Wasser-Gemisch)

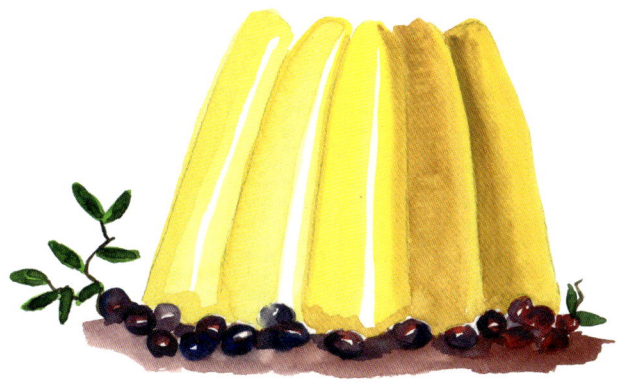

ZUTATEN FÜR 1 PORTION:
30 g Sahne
90 ml Wasser
10 g Vanille-Puddingpulver zum Kochen
6 g Zucker

Außerdem:

5 g Löffelbiskuit (1 St.)
30 g Stachelbeeren, Konserve

NÄHRWERTE FÜR 1 PORTION:

kcal :	200
Eiweiß:	1 g
Fett:	10 g
Kohlenhydrate:	27 g
BE:	2,5
Ballaststoffe:	1 g
Cholesterin:	50 mg
Kochsalz:	0,1 g
Kalzium:	30 mg
Kaliumpunkte:	1
Phosphatpunkte:	0,5

Aus Sahne, Wasser, Puddingpulver und Zucker einen Pudding zubereiten.

Löffelbiskuit zerbröckeln und in ein Schälchen geben. Stachelbeeren darüber verteilen. Zum Schluss den noch warmen Pudding darübergießen.

 Tipp

Das Sahne-Wasser-Gemisch enthält fünfmal weniger Kalium und Phosphat als dieselbe Menge Milch.

Einen feinen Geschmack bekommen Sie durch die Zugabe von Himbeeren (Konserve), Erd- oder Heidelbeeren.

Koch- und Streichfett, Sahne, Mayonnaise

	Portion	Kalium	Phosphat
Öl, alle Sorten	beliebig		
Butter, Butterschmalz, Margarine, Mayonnaise, Rückenspeck (ungesalzen)	20 g	0,2	0,2
Crème fraîche (alle Fettgehaltstufen), pflanzliche Crème fraîche, Remoulade, Sahne (süß und sauer), Schmand	20 g	0,2	0,2
Erdnussbutter	20 g	1	1

Wertvolle Tipps

Portionsgröße
Die tägliche Fettzufuhr trägt maßgeblich zum täglichen Energiebedarf bei und gibt dem Essen Geschmack.

Sparen Sie nicht mit dem Verbrauch bei vorhandenem Untergewicht. Regulieren Sie sinnvoll die Zufuhr bei starkem Übergewicht.

Eiweiß
Bei allen genannten Produkten ist der Eiweißgehalt von sehr geringer Bedeutung.

Öl ist eiweißfrei.

Kalium und Phosphat
Bei der Ölgewinnung, z. B. aus Kürbis- oder Sonnenblumenkernen, Lein- oder Sesamsamen sowie Weizenkeimen, geht kein Kalium und Phosphat in das Öl über. Mit Ausnahme der Erdnussbutter sind die verbleibenden Produkte kalium- und phosphatarm.

Kochsalz
Kaufen Sie Butter und Margarine ohne zugesetztes Kochsalz ein. Rückenspeck ist ungesalzen. Mayonnaisen- und Remouladenerzeugnissen ist Salz zugesetzt.

Flüssigkeit

Öl ist wasserfrei. Bei den übrigen angegebenen Produkten ist der Wassergehalt ohne Bedeutung.

Besonderer Hinweis

Hochwertige pflanzliche Fette

Wählen Sie bevorzugt pflanzliche Fette aus, denn sie sind herz- und kreislauffreundlich, reich an Omega-3-Fettsäuren und lebensnotweniger Linolsäure.

Erhitzen Sie diese Fette nicht zu stark, damit die wertvolle Struktur erhalten bleibt.

Zu empfehlen sind: Oliven-, Raps-, Walnuss- und Leinöl, aber auch Sonnenblumen- und andere Samen- und Keimöle und daraus hergestellte Margarine sowie Mayonnaise.

Crème fraîche auf pflanzlicher Basis

Im Lebensmittelhandel und Reformhaus sind verschiedene pflanzliche Produkte in der Art von „Crème fraîche" erhältlich. Die Erzeugnisse werden aus Soja hergestellt. Auch sie sind von guter Fettqualität und ebenfalls kalium- und phosphatarm.

Pflanzliche „Crème fraîche" lässt sich in der süßen und pikanten Küche einsetzen.

Tierische Fette

Auch Fettfische enthalten wertvolle Omega-3-Fettsäuren, z. B. Makrele, Hering und Wildlachs. Bereiten Sie Gerichte aus frischem Fisch zu, denn Räucherfisch und eingelegte Fischerzeugnisse sind gesalzen, z. B. Räucherlachs, Brat- und Bismarckhering.

Der Verzehr von Sahne, Butter, Käse, Wurst und Fleisch lässt sich nicht umgehen. Dazu zählen auch butterhaltige Soßen. Die enthaltenen Fettsäuren sind in ihrer Zusammensetzung nicht so hochwertig wie pflanzliche Fette. Sie belasten daher Herz und Kreislauf.

Von allem etwas

Kochen und backen Sie bevorzugt mit Margarine, pflanzlicher Crème fraîche und Öl.

Wählen Sie dennoch „tierische" Lebensmittel aus, um den täglichen Eiweißbedarf sinnvoll zu decken. Orientieren Sie sich an dem Tageskostplan.

Nichts geht über feinen Buttergeschmack.

Wenn Sie Butter genießen wollen, dann tun Sie es bewusst, aber in Maßen, z. B. beim Frühstücks-Butterbrötchen.

Es geht auch nichts über mit Butter gebackene Weihnachtsplätzchen oder Stollen.

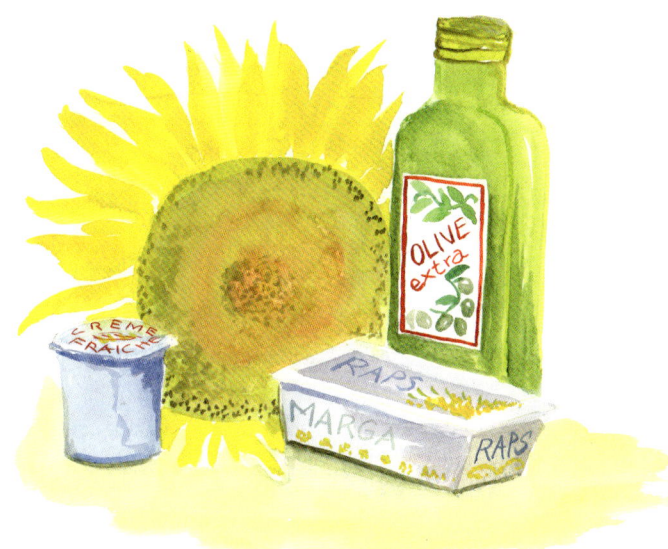

ZUTATEN FÜR 1 PORTION:
120 g Blumenkohlröschen

Für die Bröselbutter:
8 g Butter (oder Margarine)
5 g Semmelbrösel
2 g gemischte Kräuter

NÄHRWERTE FÜR 1 PORTION:
kcal:	110
Eiweiß:	4 g
Fett:	7 g
Kohlenhydrate:	7 g
BE:	0,3
Ballaststoffe:	4 g
Cholesterin:	20 mg
Kochsalz:	0,1 g
Kalzium:	30 mg
Kaliumpunkte:	3
Phosphatpunkte:	1,5

Blumenkohl

mit Bröselbutter

Eine ausreichende Menge Wasser zum Kochen bringen und die Blumenkohlröschen darin garen. Den Blumenkohl auf ein Sieb geben und abtropfen lassen.

Butter in einem Topf erhitzen. Die Semmelbrösel darin leicht anrösten. Den Topf von der Herdplatte nehmen.

Die Kräuter fein hacken, mit der Butter vermischen und über die Blumenkohlröschen streuen.

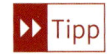 Tipp

Blumenkohl „polnisch": Mischen Sie hart gekochtes Ei unter die Bröselbutter.

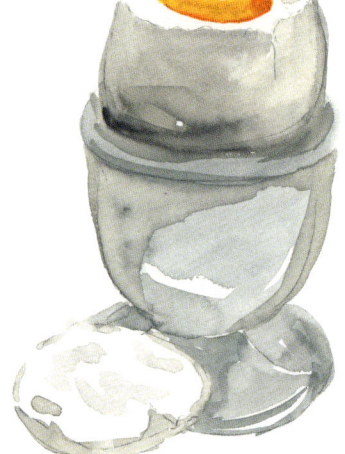

Kräuterbutter

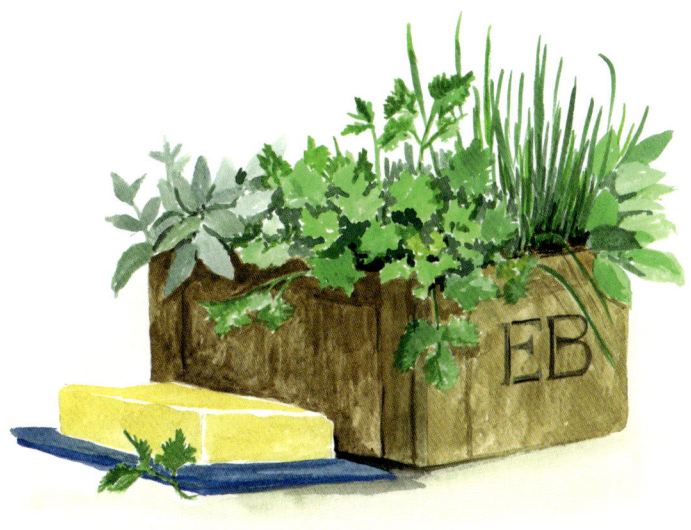

ZUTATEN FÜR 1 PORTION:
15 g Butter
2 g gemischte Kräuter
1 g Zitronensaft
weißer Pfeffer
wahlweise Paprika edelsüß
oder gemahlener Koriander
oder gemahlener Ingwer

NÄHRWERTE FÜR 1 PORTION:
kcal:	110
Eiweiß:	0 g
Fett:	13 g
Kohlenhydrate:	0 g
BE:	0
Ballaststoffe:	0 g
Cholesterin:	40 mg
Kochsalz:	0 g
Kalzium:	7 mg
Kaliumpunkte:	0,2
Phosphatpunkte:	0,1

Kräuter fein hacken und mit der Butter (Zimmertemperatur) vermischen. Die Kräuterbutter mit Zitronensaft und einem Hauch ausgewählter Gewürze abschmecken.

Mit zwei Teelöffeln eine Kugel formen, auf ein Salatblatt setzen und leicht gekühlt servieren.

 **Tipp**

Variieren Sie verschiedene frische Kräuter.

Sie können auch Trockenkräuter (sparsam) verwenden.

KOCH- UND STREICHFETT, SAHNE, MAYONNAISE

ZUTATEN FÜR 1 PORTION:
130 g Möhren
130 g Kartoffeln
20 g Zwiebeln
10 g Margarine
20 g Crème fraîche, 30 % Fett
Majoran
Pfeffer
Muskat

Zum Garnieren:
2 g glatte Petersilie

NÄHRWERTE FÜR 1 PORTION:

kcal:	260
Eiweiß:	5 g
Fett:	15 g
Kohlenhydrate:	27 g
BE:	1,5
Ballaststoffe:	8 g
Cholesterin:	20 mg
Kochsalz:	0,2 g
Kalzium:	80 mg
Kaliumpunkte:	7
Phosphatpunkte:	2,5

Möhren-Kartoffelbrei

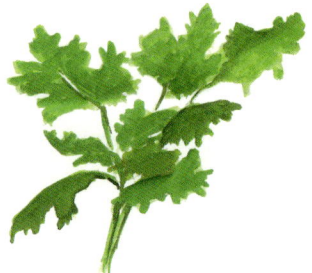

Möhren und Kartoffeln in Würfel schneiden und unter kaltem Wasser abspülen. In einer ausreichenden Menge Wasser 8 Minuten kochen. Anschließend das Kochwasser wegschütten, in gleicher Menge frischem Wasser zu Ende garen und auf ein Sieb geben.

Nunmehr Kartoffeln und Möhren in den Kochtopf zurückgeben und zerstampfen.

Zwiebeln fein würfeln und in der Margarine glasig dünsten. Zusammen mit Crème fraîche unter den Möhren-Kartoffelbrei geben und abschmecken.

Petersilie hacken. Einen Teil unterrühren und mit dem Rest garnieren.

 Tipp

Tipp für einen Möhren-Kartoffel-Gratin:
Die bereits gekochten Möhren und Kartoffeln in eine leicht gefettete Auflaufform schichten. Zwiebeln in der restlichen Margarine andünsten, abkühlen lassen, mit Crème fraîche vermischen und Gewürzen abschmecken. Die Zwiebelmasse auf der Möhren-Kartoffel-Schicht verteilen und im vorgeheizten Backofen bei 175 °C ca. 12 Minuten überbacken.

Paprikacreme –
Brotaufstrich

Paprika sehr fein würfeln und Frühlingszwiebeln in feine Röllchen schneiden. Margarine in eine beschichtete Pfanne geben, das Gemüse kurz anschwitzen und abkühlen lassen. Mit Doppelrahmfrischkäse und Schmand verrühren.

Thymianblättchen zupfen und zugeben. Mit Paprika edelsüß und Pfeffer abschmecken.

▶▶ Tipp

Die Masse evtl. pürieren.

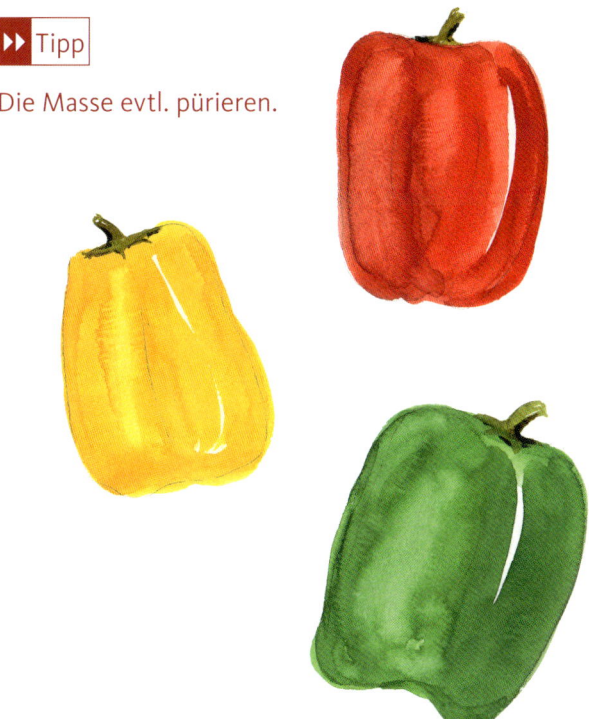

ZUTATEN FÜR 1 PORTION:
25 g bunte Paprika
5 g Frühlingszwiebeln
3 g Margarine
20 g Doppelrahmfrischkäse
5 g Schmand
2 St. Thymianblättchen
Paprika edelsüß
Pfeffer

NÄHRWERTE FÜR 1 PORTION:
kcal:	120
Eiweiß:	3 g
Fett:	10 g
Kohlenhydrate:	2 g
BE:	0
Ballaststoffe:	1 g
Cholesterin:	20 mg
Kochsalz:	0,2 g
Kalzium:	30 mg
Kaliumpunkte:	1
Phosphatpunkte:	1

Getränke, heiß und kalt

	Portion	Kalium	Phosphat
Wasser, Mineralwasser, Tee (Früchte, Kräuter, schwarz) (bis 2 g), Bitter Lemon, Colagetränk, Limonade, Zitronen-„Fruchtsaftgetränk"	150 ml	0,2	0,2
höherprozentige alkoholische Getränke (Eierlikör, Fruchtsaftlikör, Klarer, Obstler, Weinbrand, Whisky)	50 ml	0,2	0,2
Himbeersirup, Limonen-, Zitronensaft	15 ml	0,2	0,2
Wasserkakao, zubereitet mit 3 g Backkakao (schwach entölt) Bohnenkaffee (6 g), koffeinfreier Kaffee (6 g), löslicher Schnellkaffee (2 g), Malzkaffee (Kaffee-Ersatz) (5 g), reiner Heidelbeersaft, Birnennektar, Sauerkirschnektar, „Fruchtsaftgetränke" (aus Beeren-, Stein- und Kernobst und aus Trauben), Apfelsaftschorle, Weinschorle	150 ml	1	0,2
Apfelwein, Fruchtwein, Sekt, Wein	125 ml		
Bier, Mineral-Drinks (siehe Etikett)	200 ml	1	1
reine Säfte aus Ananas, Apfel, Birne, Brombeere, Erdbeere, Grapefruit, Himbeere, Orange, Sauerkirsche, Weintraube	150 ml	3	0,2
reine Säfte aus Mirabelle, Pfirsich, Pflaume, rote Johannisbeere, Sanddorn, Stachelbeere, Süßkirsche	150 ml	5	0,2
Gemüsesaft, Karottensaft, Rote-Bete-Saft, Sauerkrautsaft, Tomatensaft	150 ml	5	0,2
reine Säfte aus Aprikose, Banane, Holunder, Kiwi, Nektarine, schwarze Johannisbeere, Dicksäfte, auch Spinatsaft	150 ml	✗	0,2

Wertvolle Tipps

Eiweiß
Der Eiweißgehalt ist unbedeutend.

Portionsgröße
Die tägliche Trinkmenge wird zusammen mit dem Arzt festgelegt. Sie ist u. a. von der Höhe der täglichen Restausscheidung abhängig. Die Trinkmenge im Dialysezentrum muss einbezogen werden.

Phosphat
Von Bedeutung sind Colagetränke, die zugesetztes Phosphat (E 338) enthalten. Verzichten Sie darauf. Bier enthält von Natur aus Phosphat.

Kalium
Leitungswasser ist praktisch kaliumfrei. Orientieren Sie sich bei Mineralwasser an der Banderole. Der Kaliumgehalt ist in der Regel in mg pro Liter angegeben. Die übrigen hier angegebenen Getränke enthalten Kalium in unterschiedlicher Höhe.

Alle Teesorten, mit Ausnahme von Brennnesseltee, sind kaliumarm. Kaffee und Instant-Kaffee, mit und ohne Koffein, sowie Getreidekaffee sind kaliumreich. Achten Sie auf eine normale Trinkstärke und beachten Sie die Trinkmenge. Wenn es im dialysefreien Intervall am Wochenende zu einem kritischen Kaliumanstieg kommt, dann sollten Sie auf den Genuss von Kaffee verzichten.

Der Kaliumgehalt von Fruchtsäften entspricht dem der frischen Frucht. Stellen Sie aus kaliumarmen Fruchtsäften, z. B. Apfelsaft, eine Schorle her: ein Teil Saft plus vier Teile Mineralwasser.

Fruchtnektar besteht aus etwa 25–50 % Fruchtsaft, ergänzt mit Wasser und Zucker.

Fruchtsaftgetränk enthält 6–30 % Fruchtsaft, ergänzt mit Wasser, Zucker oder Süßstoff.

Limonaden haben keinen oder nur einen geringen Fruchtsaftanteil. Jedoch werden Aromen, Genusssäuren, Wasser, Zucker oder Süßstoff zugegeben.

Bestimmte Limonaden wie Mezzo Mix und Schwip Schwap enthalten Koffein und einen gewissen Anteil an zugesetztem Orangensaft. Es gibt sie auch zuckerfrei. Sie stellen eine Alternative zu Colagetränken dar.

Allgemein gilt, je geringer der Fruchtsaftanteil ist, umso geringer ist der Kaliumgehalt.

Smoothies sind feincremige Ganzfruchtgetränke. Sie bestehen aus Fruchtsaft, in der Regel Apfelsaft, püriertem Obst, mitunter auch Banane. Schätzen Sie den Kaliumgehalt nach den Zutaten ab und legen Sie entsprechend frische Früchte zugrunde.

Orientieren Sie sich anhand der Tabelle.

Kochsalz
Wählen Sie natriumarmes Mineralwasser aus. Der Natriumgehalt sollte max. 20 mg pro Liter betragen.

Gemüsesäfte sind kaliumreich und enthalten in der Regel zugesetztes Kochsalz.

Flüssigkeit
Alle Getränke bestehen zu nahezu 100 % aus Flüssigkeit.

Verzichten Sie auf (stark) mit Zucker gesüßte Getränke, um das Durstgefühl nicht zu verstärken.

Dazu zählen: Limonaden, Tees, Instant-Teegetränke, aber auch unverdünnte Fruchtsäfte.

Greifen Sie auf Mineralwasser, selbst aufgebrühte Tees, mit Süßstoff gesüßte Limonaden und evtl. Saftschorlen zurück.

Besonderer Hinweis

Erfrischende Zitronenlimonade
Zutaten: Mineralwasser, Zitronensaft, wahlweise Minzeblättchen und Süßstoff.

Teegetränk
Zutaten: Kalter oder heißer Früchte- oder schwarzer Tee, Zitronensaft, Minze, wahlweise Süßstoff und Gewürze.

Wasserkakao
150 ml heißes Wasser, 3 g Backkakao (schwach entölt) und wahlweise Zucker oder Süßstoff, enthält den gleichen Kalium- und Phosphatgehalt wie Kaffee.

Obst und Gemüse statt Saft
Verzichten Sie auf den Trinkgenuss von reinen Frucht- und Gemüsesäften. Bevorzugen Sie ein knackiges Stück Obst oder einen pikanten Gemüsesalat. Sie bekommen frische Vitamine, Ballaststoffe und zusätzlichen Kaugenuss.

Alkoholische Getränke
Sprechen Sie einen möglichen Alkoholgenuss mit Ihrem Arzt ab.
Alkohol kann zu kritischen Wechselwirkungen mit Medikamenten und zu einem Blutdruckanstieg führen. Außerdem hat Alkohol eine toxische Wirkung auf bestimmte Organe (z. B. Bauchspeicheldrüse, Leber und Gehirn) und kann zu Abhängigkeit führen.

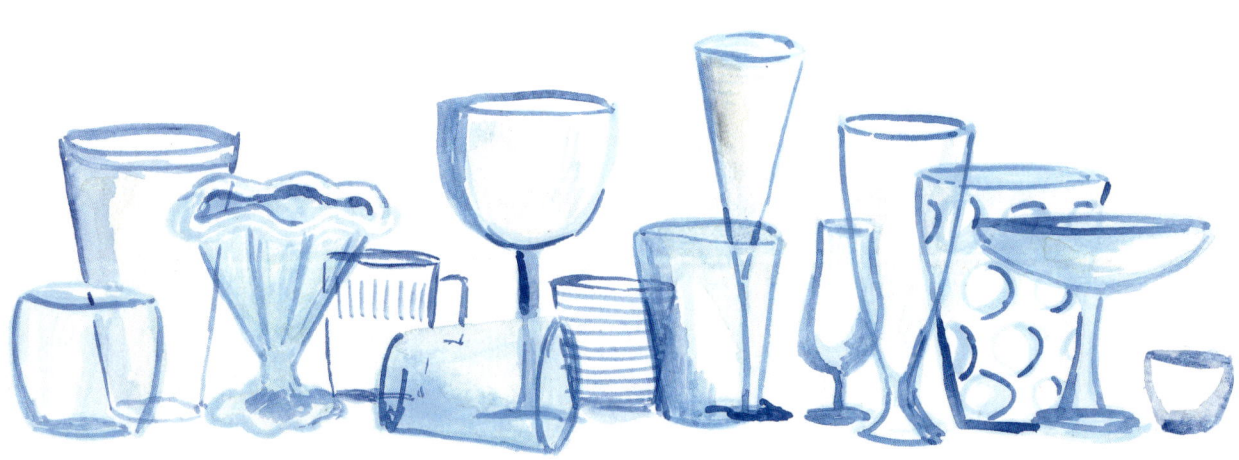

GETRÄNKE, HEISS UND KALT

Grenadine-Sprudel
mit Kiwi

ZUTATEN FÜR 1 PORTION:
20 g Kiwi
40 g Grenadinesaft
5 g Limonensaft
100 ml natriumarmes Mineralwasser mit Kohlensäure

Zur Garnitur:
1 Limonenscheibe

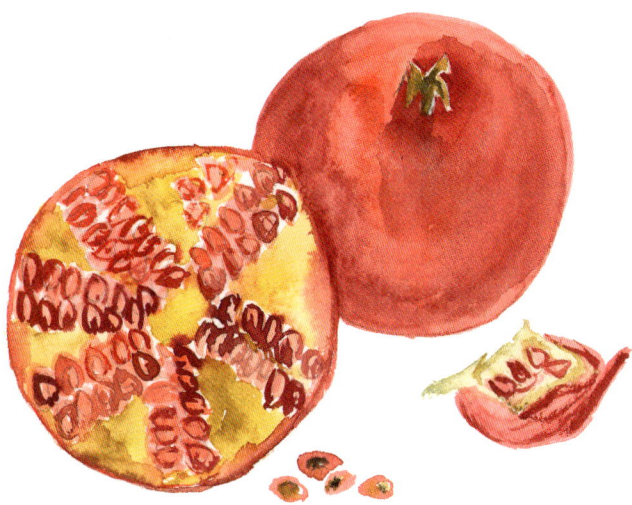

NÄHRWERTE FÜR 1 PORTION:
kcal:	40
Eiweiß:	1 g
Fett:	0 g
Kohlenhydrate:	9 g
BE:	1
Ballaststoffe:	0 g
Cholesterin:	0 mg
Kochsalz:	0 g
Kalzium:	20 mg
Kaliumpunkte:	2
Phosphatpunkte:	0,2

Kiwi in Würfel schneiden und in ein hohes Glas füllen. Mit den Fruchtsäften und dem Mineralwasser auffüllen.
Die Limonenscheibe bis zur Mitte hin einschneiden und auf den Glasrand setzen.

 Tipp

Grenadinesaft wird aus Granatäpfeln hergestellt. Sie können Grenadinesaft durch Apfelsaft ersetzen.

Sanddorn-Honig-Getränk

ZUTATEN FÜR 1 PORTION:
80 ml Reisdrink (ohne Phosphatzusatz)
40 g Sanddornbeerensaft
10 g frisch gepresster Orangensaft
10 g Honig

NÄHRWERTE FÜR 1 PORTION:

kcal:	90
Eiweiß:	1 g
Fett:	3 g
Kohlenhydrate:	18 g
BE:	1,5
Ballaststoffe:	0 g
Cholesterin:	0 mg
Kochsalz:	0,1 g
Kalzium:	20 mg
Kaliumpunkte:	1,5
Phosphatpunkte:	0,2

Zutaten miteinander vermischen, in ein Glas füllen und gekühlt genießen.

 Tipp

Reisdrink kann durch Sojadrink ohne Phosphatzusatz ersetzt oder damit vermischt werden.

Ein Reisdrink-Soja-Gemisch ohne Phosphatzusatz gibt es im Lebensmittelhandel zu kaufen. Sanddorn ist reich an Vitamin C.

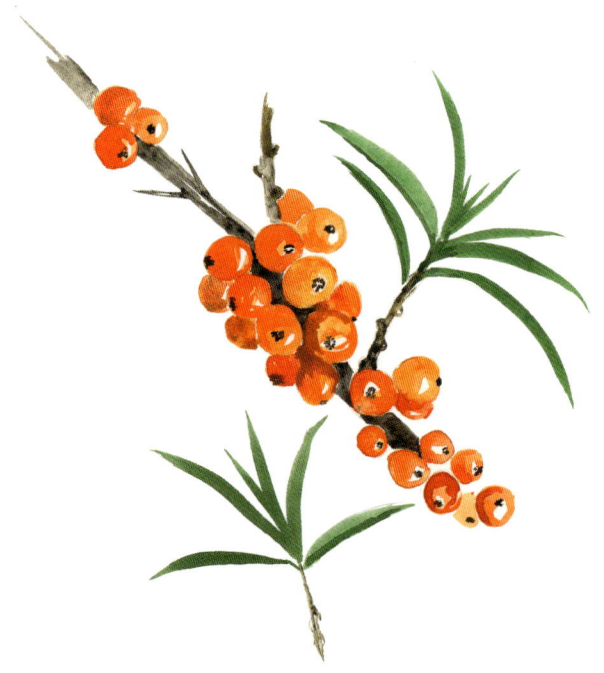

Teegetränk

ZUTATEN FÜR 1 PORTION:
150 ml aufgebrühter schwarzer Tee
5 g Kandiszucker
2 g Zitronensaft

NÄHRWERTE FÜR 1 PORTION:

kcal:	20
Eiweiß:	0 g
Fett:	0 g
Kohlenhydrate:	5 g
BE:	0,5
Ballaststoffe:	0 g
Cholesterin:	0 mg
Kochsalz:	0 g
Kalzium:	15 mg
Kaliumpunkte:	0,5
Phosphatpunkte:	0,2

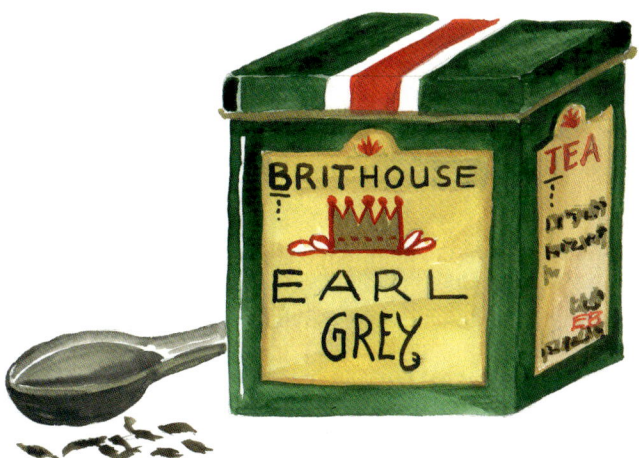

Kandiszucker in eine dünnwandige Teetasse geben und den frisch aufgebrühten schwarzen Tee darüber gießen.

Mit Zitronensaft abschmecken.

 Tipp

Der Tee schmeckt statt mit Zitronensaft auch mit einem Schuss Sahne.

Kräuter, Gewürze, Essig, Soßen, Pilze

	Portion	Kalium	Phosphat
Anis, Ingwer, Koriander, Kümmel, Lorbeer, Paprika, Pfeffer, Zimt u. a.	beliebig		
Essig	bis 30 g		
Basilikum, Dill, Kerbel, Kresse, Oregano, Rosmarin, Salbei, Schnittlauch, Thymian, Zitronenmelisse	5 g	0,2	0,2
Senf, auch süßer Senf	10 g		
Petersilie	5 g	1	0,2
Meerrettich, Tomatenketchup und ähnliche Soßen	15 g		
Tomatenmark	15 g	3	0,2
Salzersatz (ist verboten, denn es enthält sehr viel Kalium)		✗	
Essig-Öl-Soßen, französische Salatsoße	40 g	0,2	0,2
Salatsoße mit Joghurt oder saurer Sahne **Warme Soßen** Sauce hollandaise Sauce béarnaise	50 g	1	1
Pilze Austernpilze, Champignons, Pfifferlinge	gekocht oder Konserven ohne Flüssigkeit — 100 g	3	1
Pilze	roh, tiefgefroren, gebraten, geschmort, getrocknet	✗	1

Wertvolle Tipps

Eiweiß
Kräuter, Würzzutaten und Essig-Öl-Soßen sind (praktisch) eiweißfrei. In jeweils einer Portion Joghurt- oder Saure Sahne-Salatsoße bzw. Sauce hollandaise oder Sauce béarnaise ist nur wenig Eiweiß enthalten.

Der Eiweißgehalt von Pilzen entspricht dem von Gemüse.

Portionsgröße
Eine einzelne Kräuterportion wiegt zirka ein Gramm. Ein gesamtes Tagesessen kann bis zu fünf Gramm enthalten. Trockenkräuter und Gewürze werden nur in geringsten Mengen eingesetzt.

Der Bedarf von Essig richtet sich nach dem Rezept.

Eine Portion Salatsoße bzw. warme Soße zu Fleisch oder Gemüse wiegt etwa 40–50 g (3–4 EL).

Eine Pilzportion entspricht dem Gewicht einer Gemüseportion.

Phosphat
Der Phosphatgehalt von Kräutern, Gewürzen, Essig und Essig-Öl-Salatsoßen ist ohne Bedeutung. Jeweils eine Portion Joghurt- oder Saure-Sahne-Salatsoße bzw. Sauce hollandaise oder Sauce béarnaise wird mit einem Phosphatpunkt bewertet.

Der Phosphatgehalt von Pilzen liegt ähnlich hoch wie bei Gemüse.

Kalium
Frische und tiefgefrorene Kräuter sind kaliumreich. Jedoch ist die Verzehrgröße sehr gering. Getrocknete Kräuter können ebenfalls zum Würzen genommen werden.

Alle Essigsorten können zur Zubereitung von Salaten und zum Abschmecken verschiedener Gerichte genommen werden.

Rohe, roh verarbeitete und getrocknete Pilze sind kaliumreich. Verwenden Sie deshalb Pilzkonserven oder kochen Sie frische Pilze vor dem Verzehr in Wasser ab und verwerfen Sie das Kochwasser.

Kochsalz
Frische oder tiefgefrorene Kräuter sind aus der salzlosen Küche nicht wegzudenken.

Fertig gekaufte Salat-, Gemüse-, Fleisch- und Grillsoßen sind gesalzen. Bei Fertigsoßen ist neben zugesetztem Kochsalz zusätzlich der Kalium- und Phosphatgehalt zu berücksichtigen.

Auch Salatwürzmischungen als Trockenprodukt und Senf sind gesalzen.

Wählen Sie zum Abschmecken reine Gewürze aus. Gewürzmischungen gibt es auch ohne Salzzugabe. Informieren Sie sich im Lebensmittelhandel bzw. Reformhaus.

Pilzkonserven sind gesalzen. Spülen Sie diese vor dem Verzehr mit kaltem Wasser ab.

Flüssigkeit
Der Wassergehalt von Soßen und Pilzen ist zu beachten.

Wichtiger Hinweis
Wählen Sie bevorzugt frische und unverarbeitete Lebensmittel aus, um schmackhaft zu kochen. Frische Frühjahrs- und Sommerkräuter sind Garanten für ein schmackhaftes und vielseitiges Essen.

Geben Sie Kräuter erst nach dem Kochen zu, damit die Vitamine erhalten bleiben.

Getrockneten Kräutern lässt sich mehr Aroma entlocken, wenn sie in der Handinnenfläche mit den Fingern der freien Hand unter leichtem Druck zerrieben und anschließend mitgekocht werden.

Alternativen zu fertig gekauften Soßen sind selbst hergestellte Soßen auf der Grundlage von Sahne, Crème fraîche, saurer Sahne und Crème fraîche auf Pflanzenbasis.

Binden Sie einen Bratenansatz bzw. Gemüsefond mit hellem Mehl oder Stärkemehl.

Essig-Öl-Marinade kann verschiedenartig schmecken. Wählen Sie geschmacksintensive Essige bzw. Öle aus, z. B. Balsamico, Kräuter- oder Himbeeressig, Oliven-, Walnuss-, Sesam- oder Kürbiskernöl.

Salzersatz („Diätsalz") ist verboten!

Die Produkte sind in der Regel auf der Basis von Kaliumchlorid hergestellt.
Lesen Sie mehr darüber auf der Seite 40.

Gewürzsud – Grundrezept für eine Reduktion

Zum salzlosen Abschmecken von Fleisch-, Fisch- und Gemüsegerichten

Zubereitung:
1. Zirka 250 bis 400 ml Wasser in einen kleinen Topf füllen und zum Kochen bringen.
2. Gewürze bzw. Geschmackszutaten zum Gericht passend auswählen und in das Wasser geben: Essig, Lorbeer, Wacholder, Piment, Gewürznelke, Pfefferkörner; jeweils ein kleiner Thymianzweig sowie ein Petersilien- und Dillstängel, gewürfelte Schalotte, jedoch kein Salz.
3. Die Mischung 15 bis 30 Minuten ohne Deckel bei geringer Hitzezufuhr köcheln lassen.
Nunmehr den Topf von der Herdplatte nehmen. Zum Abkühlen hinstellen und den Inhalt noch einige Zeit ziehen lassen, damit sich das Aroma verstärkt.
4. Die Flüssigkeit absieben (ein Teil der Flüssigkeit ist verkocht).

Tipp für die Vorratshaltung:
Den Sud in Eiswürfelbeutel füllen, tiefgefrieren und portioniert entnehmen.

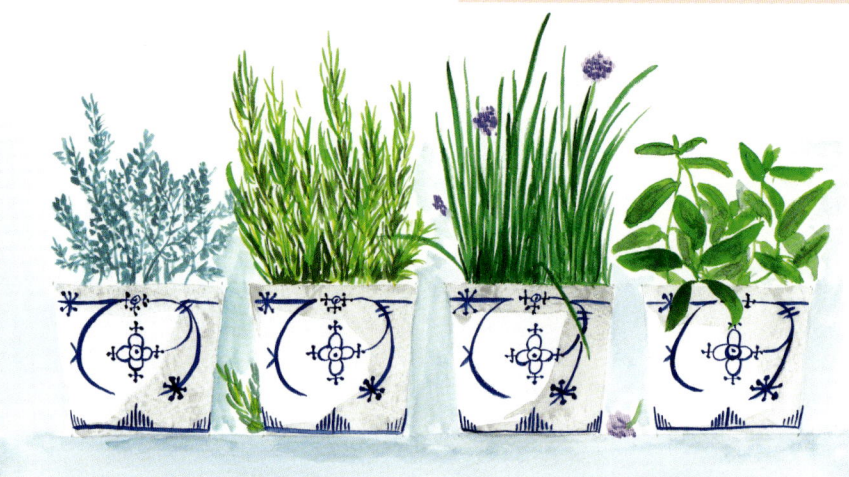

KRÄUTER, GEWÜRZE, ESSIG, SOSSEN, PILZE

Grüner Spargel
mit Zitronendip

ZUTATEN FÜR 1 PORTION:
120 g grüner Spargel

Für den Spargelsud:
1 kl. Prise Zucker
1 kl. Stich Butter

Für den Zitronendip:
40 g Quark, 20 % Fett
40 g saure Sahne
3 g Limonensaft
schwarzer Pfeffer

NÄHRWERTE FÜR 1 PORTION:

kcal:	110
Eiweiß:	9 g
Fett:	6 g
Kohlenhydrate:	5 g
BE:	0
Ballaststoffe:	2 g
Cholesterin:	20 mg
Kochsalz:	0,1 g
Kalzium:	110 mg
Kaliumpunkte:	3
Phosphatpunkte:	3

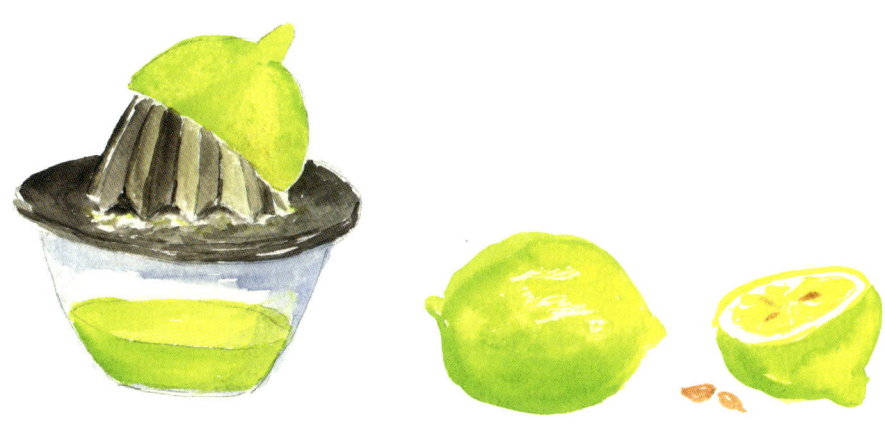

Spargel in dem Sud etwa 15 Minuten kochen und in der noch heißen Spargelbrühe etwas nachgaren lassen.

Die Zutaten für den Zitronendip verrühren und zum heißen Spargel servieren.

 Tipp

Dazu schmecken Petersilienkartoffeln, gekochter Schinken (ohne Phosphatzusatz), Medaillons oder gekochte Eier.

KRÄUTER, GEWÜRZE, ESSIG, SOSSEN, PILZE

Kopfsalat
mit Kresseschmand

ZUTATEN FÜR 1 PORTION:
50 g Kopfsalat

Für die Salatsoße:
40 g Schmand
2 g Zitronensaft
1 g Zucker
bunter Pfeffer
2 g Kresse

NÄHRWERTE FÜR 1 PORTION:
kcal:	110
Eiweiß:	2 g
Fett:	10 g
Kohlenhydrate:	3 g
BE:	0
Ballaststoffe:	1 g
Cholesterin:	30 mg
Kochsalz:	0,1 g
Kalzium:	50 mg
Kaliumpunkte:	2
Phosphatpunkte:	1

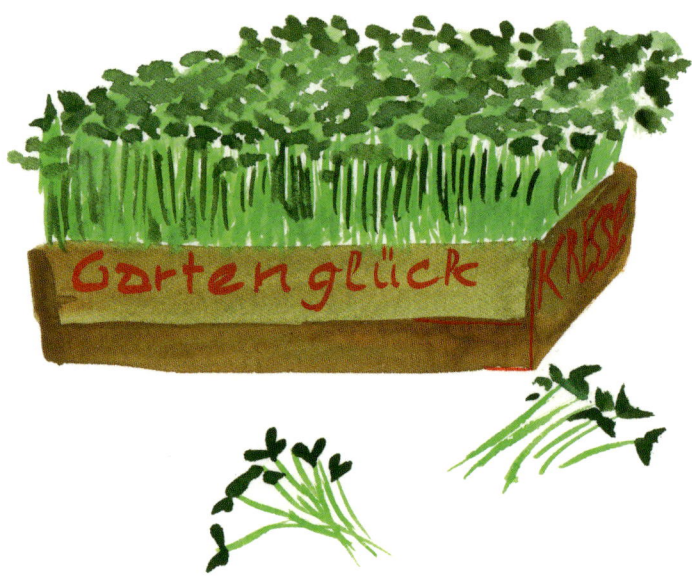

Salatblätter unter kaltem Wasser zügig abspülen, trockenschleudern und in mundgerechte Stücke zupfen.

Aus Schmand, Zitronensaft und Zucker eine Soße herstellen und mit Pfeffer mild würzen.

Soße mit dem Salat vermischen und mit Kresse bestreuen.

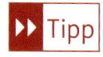 **Tipp**

Verwenden Sie verschiedenartige Blattsalate.

Petersilienreis

Schalotte in sehr feine Würfel schneiden. Öl in einen Topf geben und darin die Zwiebelwürfel bei mittlerer Hitzezufuhr farblos anschwitzen.

Reis zugeben und solange anschwitzen, bis er glasig wird. 100 ml kaltes Wasser zugeben, aufkochen und bei kleiner Hitzezufuhr und geschlossenem Deckel ausquellen lassen.

Petersilie fein hacken und vor dem Servieren unter den gegarten Reis heben.

 Tipp

Geschälter weißer Reis ist eine ideale kaliumarme Stärkebeilage zu kurzgebratenem Fleisch oder gebackenem Fisch. Der Hinweis gilt nicht für ungeschälten Naturreis. Parboiled Reis ist vitaminreich. Es ist sinnvoll, Reis in wenig Wasser zu garen: Grundrezept für Quellreis: 1 Teil Reis plus 2 Teile Wasser. Hierbei nimmt der Reis die ganze Flüssigkeit auf.

ZUTATEN FÜR 1 PORTION:
50 g Langkornreis, parboiled, roh
5 g Schalotte
2 g Rapsöl
1 g Petersilie

NÄHRWERTE FÜR 1 PORTION:
kcal:	190
Eiweiß:	4 g
Fett:	2 g
Kohlenhydrate:	39 g
BE:	3
Ballaststoffe:	1 g
Cholesterin:	0 mg
Kochsalz:	0 g
Kalzium:	20 mg
Kaliumpunkte:	1
Phosphatpunkte:	1

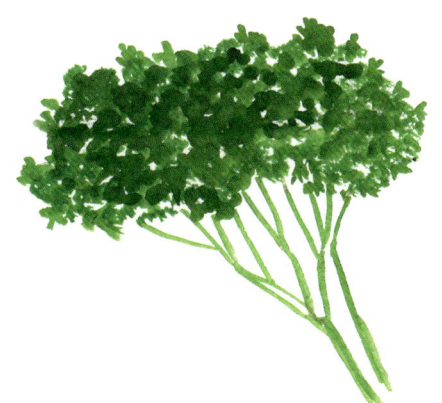
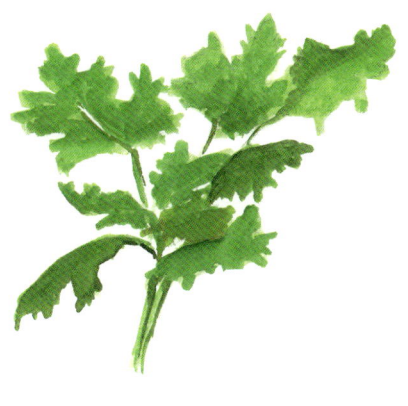

Backtriebmittel, selbst gemachtes Backpulver

	Portion	Kalium	Phosphat
Hefe (Bäckerhefe), frisch (alternativ Trocken-Backhefe)	2 g	0,2	0,2
Natron + Essig, Natron + Zitronensaft „Globus Backpulver phosphatfrei, glutenfrei" enthält Glucono-delta-lacton als Säuerungsmittel, Maisstärke und Natron.	beliebig	0,2	
Hirschhornsalz, ABC-Trieb (frei von Kalium und Phosphat)			
Backpulver (phosphatreich)	1 g	0,2	1
Weinstein-Backpulver (kaliumreich)	1 g	1	0,2
Pottasche		✗	0,2

Wertvolle Tipps

Eiweiß
Nur Hefe enthält geringste Eiweißmengen. Alle anderen Backtriebmittel sind eiweißfrei.

Portionsgröße
Der Bedarf an Backtriebmitteln richtet sich in erster Linie nach dem vorgegebenen Rezept.
In der Tabelle beziehen sich die Werte auf klassische Grundrezepte und sind pro Kuchenstück angegeben.

Frische Bäckerhefe wiegt 42 g (1 Würfel) und ist ausreichend für 500–1.000 g Mehl. 1 Päckchen Trocken-Backhefe wiegt 7 g und ist ausreichend für 500 g Mehl. Das Verhältnis von frischer Bäckerhefe zu Trocken-Backhefe beträgt 3 : 1.

Für ein Hefe-Kuchenstück werden 1 bis 2 g frische Bäckerhefe oder entsprechend 0,5 bis 1 g Trocken-Backhefe benötigt.

Ein fertiges Päckchen Backpulver wiegt 15–17 g und

ist ausreichend für 500 g Mehl. Der Backpulveranteil pro Kuchenstück beträgt somit weniger als 1 g.

> **Rezeptur für selbst hergestelltes Backpulver**
>
> *Notwendige Zutaten:*
> Es wird Natron benötigt und ein Säureträger. Die Natronmenge entspricht nur einem Drittel der sonst üblichen Backpulvermenge.
>
> 500 g Weizenmehl
> + 5 g Natron
> + 3 EL Essig neutral im Geschmack (oder Obstessig) oder Zitronensaft
>
> Essig oder Zitronensaft werden erst zum Schluss zum Rührteig gegeben, um eine vorzeitige Triebkraft zu verhindern.
> Die Zugabe von Essig oder Zitronensaft entfällt bei der Zugabe von Quark oder Buttermilch.

Phosphat

Gewöhnliches Backpulver enthält Natron und Stärke sowie Phosphat als Säureträger. Dieser ist phosphatreich und im Zusammenspiel mit Natron für die Triebkraft im Teig verantwortlich. Bei Verzehr größerer Mengen Rührteig sollten Sie in jedem Falle selbst hergestelltes Backpulver bevorzugen. Zu empfehlen ist auch „Globus Backpulver phosphatfrei, glutenfrei".

Hefe enthält nur minimal Phosphat. Alle anderen Backtriebmittel sind phosphatfrei.

Sauerteig spielt eine besondere Rolle

Er wird zur Teigherstellung von Roggenbroten eingesetzt. Dies führt jedoch dazu, dass das an die Phytinsäure gebundene Phosphat beim Backen freigesetzt und somit nach dem Verzehr vermehrt Phosphat über die Darmwand ins Blut aufgenommen wird.
Zwiebelkuchen enthält häufig Sauerteig als Unterlage.

Kalium

Weinstein-Backpulver ist kaliumreich. Es enthält Weinstein (Kaliumtartrat/E 336) als Säureträger.

Wenn Sie keine Kaliumeinschränkung einhalten müssen, dann können Sie Weinstein-Backpulver verwenden. Ersetzen Sie die im Rezept angegebene Backpulvermenge durch die gleiche Menge Weinstein-Backpulver.

Pottasche ist besonders kaliumreich. Sie wird jedoch nur in geringen Mengen in der Weihnachtsbäckerei und zur Herstellung von Keksen verwendet, häufig in Kombination mit anderen Backtriebmitteln, siehe Zutatenliste.

Kochsalz

Natrium ist ein Bestandteil von Kochsalz und somit auch in Natron (Natriumhydrogenkarbonat) bzw. Backpulver enthalten. Der Anteil muss aufgrund der geringen Mengen nicht gesondert beachtet werden.

Flüssigkeit

Spielt bei Backtriebmitteln keine Rolle.
Lenken Sie Ihr besonderes Augenmerk auf die Zutaten Ihres Backwerkes, z. B. bei der Verwendung von Obst, Tortenguss und Cremes. Das betrifft neben der Flüssigkeit auch Kalium und Phosphat.

Besonderer Hinweis

In der dialysegerechten Ernährung sind folgende Teigarten besonders zu empfehlen: Hefe- und Mürbeteig, Strudelteig, Plunder- und Blätterteig, auch als Pastetchen.

Blaubeer-Muffins

ZUTATEN FÜR 24 STÜCK:
150 g Margarine
150 g Zucker
1 P. Vanillinzucker
2 St. Eier (M)
250 g Weizenmehl, Type 405
2,5 g Natron (1 gestrichener TL)
300 g saure Sahne

400 g Blaubeeren, frisch oder tiefgekühlt

Zum Bestäuben:
20 g Puderzucker

Außerdem:
24 Muffin-Papierförmchen
Muffin-Backform

NÄHRWERTE FÜR 1 MUFFIN:

kcal:	140
Eiweiß:	2 g
Fett:	7 g
Kohlenhydrate:	16 g
BE:	1,5
Ballaststoffe:	1 g
Cholesterin:	20 mg
Kochsalz:	0,2 g
Kalzium:	20 mg
Kaliumpunkte:	0,5
Phosphatpunkte:	0,5

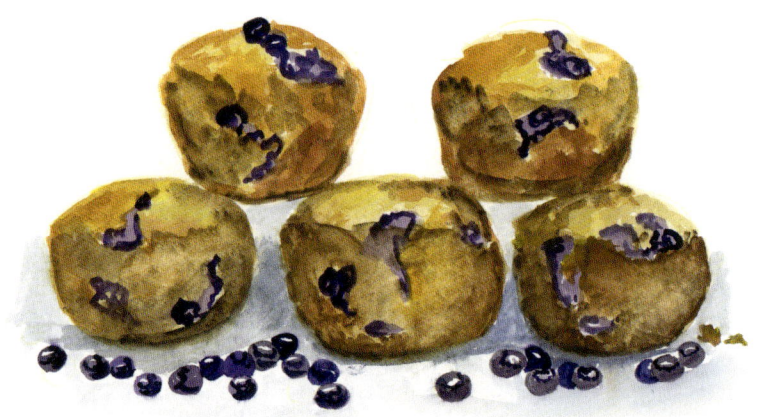

Margarine und Zucker mit den Schneebesen des Handrührgerätes schaumig rühren. Eier nach und nach zugeben. 2 Esslöffel Mehl mit dem Natron vermischen und beiseite stellen. Restliches Mehl esslöffelweise in die Fett-Eier-Masse rühren. Nunmehr die saure Sahne hinzugeben. Zum Schluss das Mehl-Natron-Gemisch unterrühren.

Den Teig gleichmäßig in die Förmchen füllen und die Blaubeeren in den Teig drücken.

Im vorgeheizten Backofen bei 180 °C ca. 25 Minuten backen.

Nach dem Backen mit dem Puderzucker bestäuben.

 Tipp

Tipp: Muffins schmecken auch mit Sauerkirschen.

Feine Butterplätzchen

Butter und Zucker schaumig rühren. Mehl sieben und zügig unterkneten.

Teig zu einer gleichmäßig dicken Rolle formen, mit verquirltem Eigelb bestreichen und in Hagelzucker wälzen. Anschließend in 25 gleichmäßige Scheiben schneiden.

Das Gebäck auf ein mit Backpapier ausgelegtes Blech legen und bei 180 °C 12–15 Minuten backen.

▶▶ **Tipp**

Wenn der Teig zu weich ist, die Rolle in Pergamentpapier einschlagen und kurze Zeit in den Kühlschrank stellen.

FÜR DEN TEIG (25 STÜCK):
110 g Butter
40 g Puderzucker
1 P. Vanillinzucker
125 g Weizenmehl, Type 405

Für den Rand:

1 St. Eigelb (M)
25 g Hagelzucker

NÄHRWERTE FÜR 2 STÜCK:

kcal:	130
Eiweiß:	1 g
Fett:	8 g
Kohlenhydrate:	13 g
BE:	1
Ballaststoffe:	0 g
Cholesterin:	40 mg
Kochsalz:	0 g
Kalzium:	5 mg
Kaliumpunkte:	0,2
Phosphatpunkte:	0,5

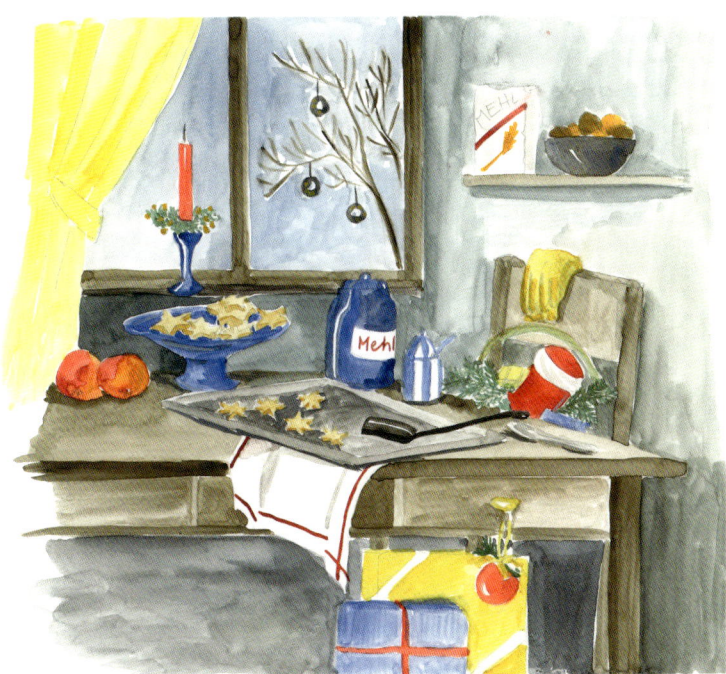

Hefehörnchen

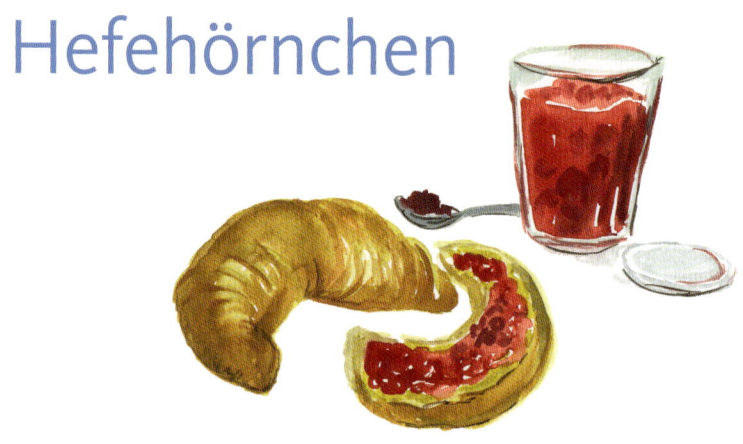

GRUNDREZEPT FÜR 8 STÜCK:
250 g Weizenmehl, Type 405
20 g Bäckerhefe
125 ml Reisdrink (ohne Phosphatzusatz) (lauwarm)
40 g Zucker
50 g Margarine
1 kl. Prise Salz

Zum Bestreichen:
40 g Milch, 3,5 % Fett

NÄHRWERTE FÜR 1 HEFEHÖRNCHEN:

kcal:	180
Eiweiß:	4 g
Fett:	6 g
Kohlenhydrate:	29 g
BE:	2,5
Ballaststoffe:	1 g
Cholesterin:	1 mg
Kochsalz:	0,1 g
Kalzium:	10 mg
Kaliumpunkte:	1
Phosphatpunkte:	1

Hefeteig herstellen, in eine Schüssel geben, mit einem Küchentuch zudecken und an einem warmen Ort gehen lassen.

Anschließend den Hefeteig gut durchkneten und in der Größe eines Springformbodens ausrollen. Den Teig in 8 gleichmäßige „Tortenstücke" teilen und von der breiten Seite her bis zur Spitze aufrollen.

Die Hörnchen auf ein mit Backpapier belegtes Backblech setzen und noch einmal gehen lassen. Die Oberfläche mit der Milch bestreichen.

Das Backblech in den kalten Backofen schieben. Temperatur von 180 °C einstellen und die Hörnchen ab Erreichen der Backtemperatur ca. 20–25 Minuten backen.

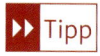 **Tipp**

20 g Bäckerhefe entsprechen einem Päckchen Trocken-Backhefe.

Den Reisdrink können Sie durch ein Sahne-Wasser-Gemisch oder Sojadrink (ohne Phosphatzusatz) ersetzen.

Waffeln

(mit Natron)

Crème fraîche mit Zucker und Ei schaumig rühren. Reisdrink und das Mehl esslöffelweise dazugeben. Zum Schluss das mit Puddingpulver vermischte Natron zügig unterrühren und die Zitronenschale untermischen.

Waffeleisen erhitzen, einfetten und nacheinander 4 Waffeln backen.

 Tipp

Ergänzen Sie anstelle von Puderzucker Sauerkirschkonfitüre, gebundenes Sauerkirschkompott oder eine Kugel Vanilleeis. Oder variieren Sie den Waffelteig, indem Sie geriebene Äpfel oder Birnen untermischen und mitbacken.

GRUNDREZEPT FÜR 4 WAFFELN:

100 g Crème fraîche, 30 % Fett
50 g Zucker
1 St. Ei (M)
30 ml Reisdrink (ohne Phosphatzusatz)
125 g Weizenmehl, Type 405
25 g Puddingpulver mit Vanillegeschmack
1 g Natron
abgeriebene Zitronenschale

Für das Waffeleisen zum Einfetten:
5 g Sonnenblumenöl

Zum Bestäuben:

NÄHRWERTE FÜR 1 WAFFEL:

kcal:	300
Eiweiß:	6 g
Fett:	11 g
Kohlenhydrate:	43 g
BE:	3,5
Ballaststoffe:	1 g
Cholesterin:	80 mg
Kochsalz:	0,4 g
Kalzium:	30 mg
Kaliumpunkte:	1
Phosphatpunkte:	1,5

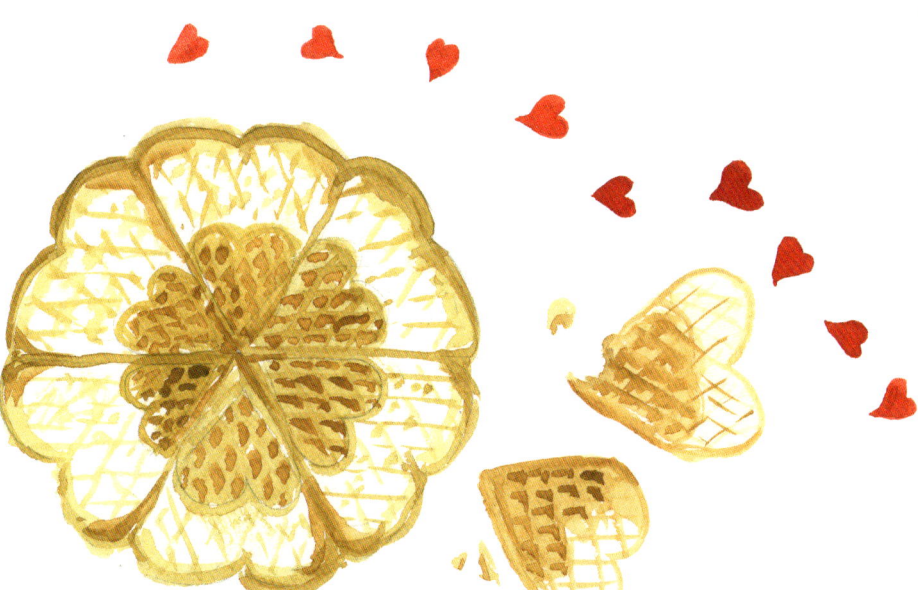

VERZEICHNIS DER REZEPTE

Verzeichnis der Rezepte

Fleisch, Fleischwaren	**74**
Apfel-Schinken-Salat	76
Kalbsschnitzel mit Mozzarella	77
Lamm-Topf mit Gemüse	78
Mini-Frikadellen	79
Wurst, Wurstwaren, Schinken	**80**
Fleisch in Aspik mit Remouladensoße	82
Graupeneintopf mit Bratwurstklößchen	83
Wickelspießchen	84
Wurstsalat mit Gemüse	85
Fisch, Fischzubereitungen, Meeresfrüchte	**86**
Fischragout in Apfel-Curry-Soße	88
Fischauflauf mit Senfcreme	89
Lachsgratin mit buntem Gemüse	90
Rotbarsch in süß-saurer Soße	91
Eier, Eierspeisen	**92**
Champignon-Rührei auf Toast	94
Eier mit grüner Soße im Salatbeet	95
Spargeltoast mit Spiegelei	96
Palatschinken mit Erdbeerkonfitüre	97
Käse, Käsezubereitungen, Tofu	**98**
Chinakohltopf mit Tofuwürfeln	101
Frühlingsquark	102
Obazda – bayrischer Brotaufstrich	103

Brot, Kuchen, Stärkebeilagen, Nährmittel	**104**
Couscoussalat	108
Frühlingsbrötchen	109
Gemüse, Salate, Hülsenfrüchte, Sprossen	**110**
Bohneneintopf	113
Schichtsalat – der Party-Hit	114
Spargelsalat mit Mango	115
Kartoffeln, Kartoffelgerichte	**116**
Kartoffeln, gekocht	118
Kartoffelbrei (mit Sahne-Wasser-Gemisch)	119
Kartoffelsalat	120
Kartoffel-Wirsing-Auflauf	121
Obst, Schalenfrüchte	**122**
Chicoréesalat mit Mandarinen	125
Dunstapfel mit Vanillesoße	126
Limonenquark	127
Milchreis mit Pflaumenkompott	128
Quarkauflauf mit Stachelbeeren – süßes Hauptgericht	129
Süße Brotaufstriche, Süßwaren	**130**
Birnen-Lebkuchen-Auflauf	133
Buchweizenpfannkuchen mit Hagebuttenkonfitüre	134
Vanilleeis mit heißen Himbeeren	135
Milch, Milchprodukte, Milch-Ersatz	**136**
Ananasbeignets (mit Reisdrink)	139
Makkaroniauflauf (mit saurer Sahne)	140
Sahne-Pudding mit Stachelbeeren (mit Sahne-Wasser-Gemisch)	141

Koch- und Streichfett, Sahne, Mayonnaise — 142
Blumenkohl mit Bröselbutter — 144
Kräuterbutter — 145
Möhren-Kartoffelbrei — 146
Paprikacreme – Brotaufstrich — 147

Getränke, heiß und kalt — 148
Grenadine-Sprudel mit Kiwi — 151
Sanddorn-Honig-Getränk — 152
Teegetränk — 153

Kräuter, Gewürze, Essig, Soßen, Pilze — 154
Grüner Spargel mit Zitronendip — 157
Kopfsalat mit Kresseschmand — 158
Petersilienreis — 159

Backtriebmittel, selbst gemachtes Backpulver — 160
Blaubeer-Muffins — 162
Feine Butterplätzchen — 163
Hefehörnchen — 164
Waffeln (mit Natron) — 165

Literatur und Adressen

Weitere empfehlenswerte Bücher für chronisch Nierenkranke von Huberta Eder im Kirchheim-Verlag:

Bunte Küche für Dialysepatienten

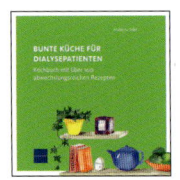

Dieses Kochbuch bietet Dialysepatienten viele Koch- und Backrezepte und liefert allgemeine Grundlagen zur Küchenpraxis und Ernährung. Die Rezepte sind sehr abwechslungsreich und beinhalten alle wichtigen Nährwertangaben.

Am besten frisch gekocht!

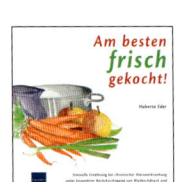

Dieses Kochbuch zeigt Ihnen, wie Sie sich sinnvoll ernähren bei chronischer Nierenerkrankung, Bluthochdruck und/oder Diabetes. Mit 90 Rezepten der eiweiß- und kochsalznormalisierten Küche: frisch, abwechslungsreich und lecker! Alle Nährstoffe sind pro Portion angegeben.

Gesunde Ernährung für Nierentransplantierte

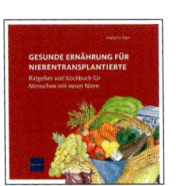

Dieses Kochbuch gibt Ihnen wichtige Hilfestellungen – leicht verständlich und alltagstauglich. Sie finden hier das Basiswissen zur gesunden Ernährung und über 80 abwechslungsreiche Rezepte inklusive der Nährwertangaben. Außerdem: viele Hygienetipps, eine kompakte medizinische Einführung und wunderschöne Aquarelle.

Erhältlich überall im Buchhandel oder über www.kirchheim-shop.de

Die Kalium- und Phosphat-Nährwert-Tabelle

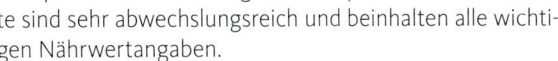
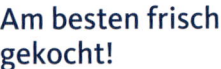

Mit dieser Tabelle bekommen Sie einen schnellen Überblick über den Kalium- und Phosphatgehalt von häufig verzehrten Lebensmitteln.
Die Lebensmittel sind einem einfachen Ampel-Punktesystem zugeordnet und in empfehlenswerten Portionsgrößen dargestellt. Mit Hilfe dieses System können Sie die Ernährungsempfehlungen, die für Menschen mit einer chronischen Nierenerkrankung gelten, sicher im Alltag umsetzen.

Selbsthilfegruppe für chronisch Nierenkranke

Bundesverband Niere e. V.,
Essenheimer Straße 126, 55128 Mainz
Tel.: 06131-85152, www.bundesverband-niere.de

Die Mitgliederzeitung des Bundesverbandes Niere e. V. „Der Nierenpatient" erscheint 6 x pro Jahr. Mit großem Ernährungsteil.

„Junge Nierenkranke Deutschland e. V.", www.junge-nierenkranke.de

Literaturangaben

- Der Körper des Menschen, A. Faller, 1988
- Der Dialyse-Ratgeber, H. Sperschneider, 2000
- Fachpflege Nephrologie und Dialyse, G. Breuch, 2000
- Die große Nährwert Kalorien Tabelle, Elmadfa, Aign, Muskat, Fritzsche, GU 2010 bis 2017
- Die Nährwerttabelle, H. und B. Heseker, Umschau-Verlag 2010

Schlussgedanken

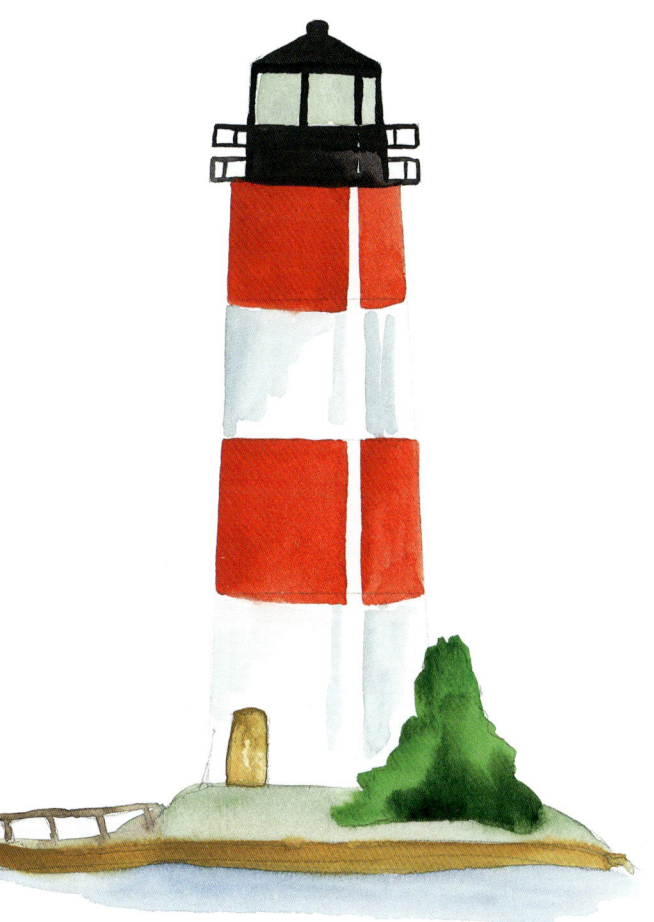

Ich wünsche mir, dass Ihnen dieses Buch auf vielfältige Art und Weise zu einem täglichen Begleiter wird.

Die dialysegerechte Ernährung bietet bei der täglichen Lebensmittelauswahl reichlich Abwechslung.

Die Speisen können schmackhaft zubereitet werden. Persönliche Wünsche lassen sich meistens verwirklichen. Denn: das Ziel einer guten Ernährungsgrundlage ist ein gestärktes Wohlbefinden und eine verbesserte Lebensqualität.

Kochen Sie mit Freude und essen Sie mit Genuss.

Huberta Eder

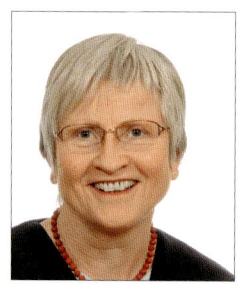

Huberta Eder
Diätassistentin, war als Lehrkraft an der Berufsfachschule für Diätassistenz am Universitätsklinikum Gießen beschäftigt.

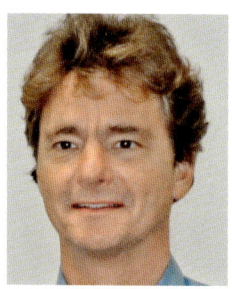

Dr. med. Sebastian Zschätzsch
Internist und Nephrologe
Gießen

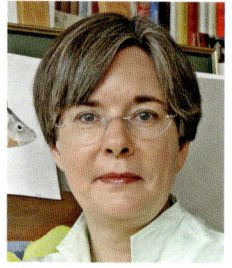

Elke von Boeselager
Berlin
Erneut hat sie ihre Freude am künstlerischen Schaffen und ihre wunderbare Ideenwelt mit jeder Zeichnung zum Ausdruck gebracht.